U0213245

体育中的运动治疗与康复

王博源　著

人民体育出版社

图书在版编目（CIP）数据

体育中的运动治疗与康复 / 王博源著. -- 北京：
人民体育出版社, 2022
ISBN 978-7-5009-6204-5

Ⅰ.①体… Ⅱ.①王… Ⅲ.①运动医学—康复医学
Ⅳ.①R49②R87

中国版本图书馆CIP数据核字(2022)第154186号

*
人 民 体 育 出 版 社 出 版 发 行
北京盛通印刷股份有限公司印刷
新 华 书 店 经 销
*
710×1000　16开本　13.75 印张　243 千字
2022 年 9 月第 1 版　2022 年 9 月第 1 次印刷
*
ISBN 978-7-5009-6204-5
定价：60.00 元

社址：北京市东城区体育馆路 8 号（天坛公园东门）
电话：67151482（发行部）　　　邮编：100061
传真：67151483　　　　　　　　邮购：67118491
网址：www.psphpress.com
（购买本社图书，如遇有缺损页可与邮购部联系）

前　言

　　21世纪是生命科学的世纪。人类呼唤文明，呼唤健康，呼唤回归自然，对自身身体的认识将产生新的突破性飞跃，对生命质量的重视程度也日益提高。物理医学与康复是20世纪80年代在我国逐步开始发展起来并注重结合中国传统医学形成具有鲜明中国特色的新兴学科。近年来，随着物理医学与康复学科和体育事业的蓬勃发展，越来越多的人开始关注如何通过体育运动来促进健康及伤病的康复。

　　"生命在于运动"几乎尽人皆知，但是如何科学有效地运动，知之者就不多了。现代的运动已不能仅停留在让身体活动的层次，还要通过运动开发智力、康复疾病、发展心理、解除心理压力、改善人类的生活方式，追求躯体与精神对现代生活的社会适应能力，提高生命的质量。

　　人们对运动的需求已呈现多元化、高层次的趋势，运动治疗就是针对个人的身体状况和需要而制定的一种科学的定制化的周期性锻炼计划，是一种个体化的体育康复运动程序，是运动生理学原理在运动实践中的具体应用。

　　随着体育运动的不断发展，对运动损伤的治疗及康复，不断涌现出新的理论与方法，更加注重从体育运动角度来探讨运动损伤和一些常见疾病的康复。传统方法只从伤病本身应对理论与实践，已经很难适应快速发展的实践需要，迫切需要新的理论和认识加以阐述并用于实践指导。

《体育中的运动治疗与康复》一书是研究和运用康复医学和体育学的理论、方法与手段来预防和治疗伤病、促进功能康复的一门应用交义学科，理论性与实践性较强，包括了一些常见运动疗法所需知识和技能。与此同时，本书注重吸收本专业国内外最新理论和操作技术，努力做到讲解清楚和方便实用。本书共计六章，主要内容为运动治疗与康复理论基础、常规运动治疗技术、康复治疗技术、常见伤病的运动康复、康复体能训练等。

本书在写作过程中，学习并引用了许多康复医学界前辈和体育教育训练学同行的学术研究成果，也得到了所在单位的大力支持，谨此一并致谢。由于水平和时间所限，书中错误在所难免，敬请各位专家、同道及读者不吝赐教。

著者

2022年4月

目 录

第一章 绪论

第一节 体育锻炼与身体健康

一、体育锻炼对身体形态的影响

身体形态包括体格、体形、体态等。体育锻炼对保持良好身体形态具有显著作用。

（一）促进骨骼生长

坚持体育锻炼，可以促进人体血液循环和新陈代谢，确保有充足的营养物质供应给骨骼，从而促进骨细胞的生长发育，骨密质增厚，骨小梁的排列根据压力和拉力不同变得更加整齐、有规律，骨表面的突起更加明显和粗糙，更有利于肌肉和韧带牢固地附着在骨骼上面。如坚持参加体育活动的人，骨密质可增厚8～15毫米。科学研究和实践都表明，坚持体育锻炼的人的骨骼要比一般人粗壮、坚固和稳定，骨的抗折、抗弯、抗压和抗扭曲性都较强，骨的承受能力和生长发育较好。

（二）使肌肉结实有力

体育锻炼时，肌肉工作的加强，血液工作的增加，使得原有的肌肉纤维增粗，肌肉块增大，通过体育锻炼，臂围、腿围等，男子可增长4厘米以上，女子可增长6厘米以上，肌肉的重量可占体重的50%以上，而不进行锻炼者肌肉的重量只占体重的35%～40%。实践表明，坚持体育锻炼的人的肌肉重量要比一般人重10%~15%，显得肌肉丰满、结实、有力、匀称、协调和有弹性。因此，体育锻炼能使肌肉变得更加结实有力，并且具有高度的兴奋性和灵活性。

（三）增强关节、韧带灵活性

由于坚持进行体育锻炼，增强了关节周围肌肉和韧带的收缩性和弹性，同时也使关节囊增厚，关节摩擦增加，所以，关节活动显得灵活、敏捷、幅度大。骨骼、肌肉、关节等对良好身体形态的形成起着至关重要的作用。坚持进行体育锻炼能增加能量消耗，减少多余能量储存，避免脂肪聚积，是健美肌肉，预防肥胖的最佳、最有效的方法之一。

二、体育锻炼对身体机能的影响

（一）体育锻炼对神经系统的影响

神经系统由中枢神经系统和周围神经系统组成。人的所有活动都是反射活动，即由感觉器官将体内和体外的刺激传送到大脑，经过分析综合，大脑给出相应的反应指令，再由周围神经将行动反应指令传达给各器官系统去执行。当人体发育进入成熟阶段，成人脑体积就不再增加，但大脑皮质的结构和功能仍在发展，因此进行体育锻炼仍会对大脑功能有所改善。体育锻炼改善大脑功能主要有以下三个方面：一是可以提高人体对刺激的反应速度；二是有助于增强记忆力，提高大脑工作效率；三是可以帮助改善神经衰弱。

（二）体育锻炼对呼吸系统的影响

呼吸系统包括鼻、咽、喉、气管、支气管和肺。其中，肺是气体交换的场所，其他器官是气体交换的通道。在安静状态下，呼吸系统的各个器官只需很小的工作强度就能完成呼吸过程，长此以往，很可能会导致相关器官的萎缩，使呼吸系统功能降低。进行体育锻炼时，人体对氧的需求量增加，呼吸频率加快，使呼吸系统的各个器官逐渐改善自身机能。坚持进行体育锻炼，可以使呼吸肌逐渐发达、有力、耐久；可以提高呼吸深度，增大肺活量。

（三）体育锻炼对血液循环系统的影响

血液循环系统又称心血管系统，是由心脏和血管组成的闭锁的管道系统。心脏相当于生命的"发动机"，推动血液在血管里不断地流动，以便把氧气和营养物质运送到身体各处，同时把细胞代谢过程中产生的废物和二氧化碳运出体外。

1. 体育锻炼可以使心脏组织结构增强，心脏工作寿命延长

体育锻炼时，血液循环的加速改善了心肌的供血机能。心肌得到更多的营养物质，心壁增厚，心脏容量增加，使外形更加圆满，搏动更加有力。长期运动的人正常状态下的心跳频率要比一般人每分钟减少20次左右，由于总体上减少了心脏的搏动次数，因此延长了心脏的工作寿命。

2. 体育锻炼可以使血管功能变强，血红蛋白增多，血液微循环强化

体育锻炼使血液循环加快，血流量变大，血管经常收缩或扩张，使得血管壁弹性增强、血管表面积增大，使得血管对血液的运输功能增强。经常进行体育锻炼使血液中的白细胞、红细胞和血红蛋白含量增多，结合氧的含量增大，代谢和耐缺氧的能力提高，从而改善了血液循环系统的功能。

3. 体育锻炼对消化系统的影响

消化系统是由口腔、咽、食道、胃肠、胰腺、肝脏和肛门器官组成的。胃肠是人体消化食物的主要器官。

（1）体育锻炼可以促进食物的消化和营养物质的吸收

经常参加体育锻炼使消化腺分泌的消化液增多，腹部运动促使消化管道的蠕动加强，胃肠的血液循环得到改善，使食物的消化和营养物质的吸收更加充分和顺利。

（2）体育锻炼可以增进肝脏健康

体育锻炼使体内糖分的消耗增加，因此，肝脏需将储备的糖原及时向外输送，肝脏工作量的增加使其机能受到锻炼和提高。

4.体育锻炼对运动系统的影响

运动系统是人们从事生产、生活活动的器官，由骨骼、关节和肌肉三部分组成。骨骼是人体的支架，是构成体型的基础，起着保护大脑、脊髓、心脏和肺等重要器官的作用。关节是连接骨骼与骨骼之间的枢纽，以其为支点，使骨骼改变位置，产生运动。肌肉附着在骨骼之上，并在神经系统的支配下交替收缩与舒张，进而完成屈伸、旋转等肢体动作。体育运动是在运动系统的协调工作下完成的，并在完成运动的同时使运动系统的各个部分更加坚固、灵活、结实且粗壮有力。

（1）体育锻炼可以使骨骼性能、形态发生良好变化

长期的体育锻炼使骨骼变得粗壮、坚固，增强其抗折、抗弯、抗压缩和抗扭转等方面的机械性能。

（2）体育锻炼可以增强关节的稳同性，提高关节的灵活性

经常进行体育锻炼，可以使关节囊、肌腱和韧带增厚；关节的稳固性、延展性增强；关节的弹性、灵活性和柔韧性提高。

（3）体育锻炼可以提高肌肉性能，增大肌肉体积

运动过程中，肌肉工作加强，蛋白质等营养物质的吸收、存储能力加强，使肌纤维增粗，肌肉体积增大，从而使肌肉结实有力。

三、体育锻炼对身体适应能力的影响

一般来说，人体适应能力包括人对自然环境的适应力、对疾病的抵抗力、机体疾病损伤后的修复力。人体适应能力是反映人的体质强弱的一个重要方面，也是人体维持正常生命活动的一种重要能力。运动员认识和改造自然，需要强壮的身体、不屈的意志去适应自然界的变化以保持自身的生存，这就需要运动员进行各种适应性锻炼，而参加运动训练则是有效的途径之一。

一方面，长期在恶劣的环境或气候中进行运动训练，能有效地改善人体体温调节及其他相关机能，提高机体对外界环境的适应能力。比如，人体在受到寒冷刺激时，会引起体内出现不同程度的变化，神经系统也会及时指挥全身各器官系统加强活动，产生一系列防御性反射，如皮下血管急剧收缩以减少热量的散发，保持身体的正常体温。人体遇到酷热时，也会在神经系统的指挥下，使皮下血管舒张，身体表面大量出汗来加强散热过程。在严寒与酷热到来时，有的人感冒或中暑，有的人则安然无恙，这就反映出不同的人在适应能力上的不同。因此，经常参加运动训练能有效改善运动员对环境的适应能力。

另一方面，运动员在参与运动训练的过程中，体内平衡及其与外环境的平衡也时常会遭到破坏，机体本身也必须及时进行调整，以保证正常生命活动的顺利进行。当人体调节机能不足以维持这种平衡时，就会产生各种病变。机体的各种免疫机制和各器官的调节机制，对机体的各种病变有着一定的抵御性，从而提高人体的免疫力。

第二节 体育锻炼与心理健康

心理健康是一个非常复杂且综合性很强的概念，其影响因素包括生理、心理和社会文化等方面。第三届国际心理卫生大会认为，心理健康是指在躯体上、智能上、情感上等与他人的心理健康不相矛盾的范围内，将个人心境发展成最佳状态。心理健康应符合以下条件：智力正常；适当的情绪调节能力；自我评价真实客观；具有良好的人际关系。

一、体育锻炼对心理健康的基本作用

无论是运动员参与运动训练，还是普通运动爱好者参加运动锻炼，心理健康都是非常重要的。心理健康有助于生理机能的发挥。许多心理问题能够直接引起某些疾病的发展。如果心理不健康，就会引起生理的不健康，从而影响运动训练的顺利进行。

（一）改善不良的情绪状态

情绪状态是衡量运动员心理健康影响的主要指标。人生活在错综复杂的社会中，面对各种压力经常会产生忧愁、紧张、压抑等情绪反应。

运动训练可以转移运动员在生活、训练中不愉快的意识、情绪和行为，使其从烦恼和痛苦中摆脱出来。运动员因名目繁多的考试，相互间的竞争以及对未来工作的担忧而产生焦虑，经常参与运动训练可以在一定程度上降低运动员的焦虑情绪，使其保持乐观的心态。

（二）增强意志品质

意志品质指一个人的果断性、坚韧性、自制力以及勇敢顽强和主动独立精神，它主要在克服困难的过程中表现出来，是在克服困难的过程中培养起来的。

运动员积极参与运动训练，不仅能在运动过程中学会克服各种困难，同时在克服困难的过程中也能培养良好的意志品质。在运动训练中培养起来的坚强意志品质能够迁移到运动员的训练和比赛中去，能促进其运动能力的发展和提高。

（三）提高智力

智力功能受非智力成分的影响很大，如一个人的身体状况不好，情绪不稳定，经常处于高度紧张状态，那么他的智力功能就会受到很大影响。经常参加体育锻炼者，不仅能使自己的注意力、记忆力、反应、思维和想象等能力得到提高，还可以使情绪稳定、性格开朗、疲劳感下降，思维能力加强，反应速度快，智力也就有所反映。

二、体育锻炼有助于心理疾病治疗

随着心理疾病发病率的不断上升，有关专家认为，人类已经从"传染病时代""躯体病症时代"进入了"精神病时代"，联合国劳工组织的调查报告认为，心理疾病将会成为21世纪最严重的健康问题。一般认为，心理疾病是由生理、心理和社会影响三方面因素引起的，其中以心理、社会因素为主要因素。常见的心理疾病有神经症、严重精神疾病、心身疾病、心理社会适应不良引起的综合症和人格障碍性变态等。

体育锻炼作为一种有效增进身体健康的手段，也可以有效地防治心理疾病。这一假设首先在临床心理学的研究中获得了验证，一些心理性疾病（如消化性溃疡、原发性高血压等），在通过体育锻炼进行辅助治疗后，不仅生理疾病减轻，心理状态也得到了明显改善。

体育锻炼对焦虑和抑郁有防治作用。"抑郁是常见的心理感冒"，它是一种弥散性的心理状态，它不仅仅会对一个人的情绪产生影响，还会影响到人在日常生活中的行为。

抑郁是以情绪持续低下为特征的，一个人如果情绪持续低下超过两周，无论有没有原因，医学上就会怀疑其存在病理性忧郁；如果超过一个月以上则可以判定为患有抑郁症。抑郁症患者常常会经历痛苦的内心体验，是"世界上最消极悲伤的人"，自杀率高达12%～14%，所以，往往被称为"第一号心理杀手"。抑郁症具体的表现有五个方面：一是懒，表现为无缘无故地突然感觉疲乏无力，自觉懒散无能，甚至连简单的日常生活、工作和家务也懒得应付；二是呆，表现为思维迟钝，动作减少，构思困难，记忆力、注意力和理解力均下降，自己感觉变笨了；三是变，表现为性格明显改变，前后判若两人，自我感觉很差，精力和体力都不如以往；四是忧，表现为情绪忧郁悲观，意志消沉，缺乏自信和活力，有万念俱灰感，压抑、沮丧、忧愁、苦恼，对外界事物缺乏兴趣；五是虑，表现为多思多虑、胡思乱想、焦虑不安，犹如焦虑症。此外，抑郁症比较顽固，久治难愈，而且经常会出现长达数周的失眠和全身不适。

焦虑是伴随着身体的激发或唤醒产生的一种不安、担忧与焦急的负面情绪状态。心理学研究表明，焦虑水平过高可分散和阻断注意过程，干扰记忆和思维的结果，使人出现不安、紧张、忧伤、焦躁、烦恼等心理变化，这些不良情绪会导致神经系统机能失调，从而诱发精神疾病或心理变态。

——虽然有氧锻炼与无氧锻炼都能降低焦虑，但有氧锻炼效果更好。

——体育锻炼与调节、降低状态焦虑和特质焦虑有关。

——从降低焦虑的效果来看，长期锻炼比短期锻炼更能产生积极的效果。

状态焦虑的减轻可能是因为身体活动的效应抵消了日常生活所产生的压力和困难。

——体育锻炼降低焦虑的程度与年龄和健康状态无关。

——体育锻炼对有高度压力感的个体具有特殊的效应。

——进行体育锻炼均能减轻焦虑，但在30分钟以内的锻炼效果最强。

——停止锻炼24小时内，焦虑程度会回到锻炼前的水平。

——体育锻炼降低焦虑与体育锻炼降低肌肉紧张度有关。

三、体育锻炼有助于消除生理与心理疲劳

疲劳是一种综合性症状，它与人的生理因素和心理因素都密切相关。当一个人的情绪消极或任务超出人的能力时，生理上和心理上都会很快地产生疲

劳。疲劳对人体危害很大，会严重影响人的机体健康。

运动员持续紧张的学习压力极易造成身心疲劳和神经衰弱，保持良好的情绪状态和参加中等强度的运动训练可以放松身心、健康生活，从而更有利于训练和比赛。

（一）运动心理疲劳产生的机制

1.投入模型

由施密特和施泰因提出的投入模型的基本理论是，在运动训练过程中，运动员的投入和获得的评价直接决定其是否继续训练，有些评价会使运动员继续训练，而有些评价则会使运动员因心力耗竭而不再继续训练。

第一，运动员在训练中的投入，包括时间投入和精力投入。

第二，运动员为运动训练付出的代价。

第三，运动员在训练中的心理满意度。

第四，运动训练的效果。

第五，其他选择。

通过评价以上几个要素，可以预测运动员是否继续参加运动训练，预测结果有两种，一种是继续训练；另一种是因心理耗竭中断训练，甚至不再参与这项训练。

2.消极训练应激反应模型

运动员对训练应激的消极反应是运动员在运动训练中心力耗竭的主要原因，这就是消极训练应激反应模型的基本理论。

要想提高自己的运动成绩，运动员就必须尽快适应运动中的训练应激，如果适应不了，则容易引起心理疲劳，并影响运动员继续参加训练。

3.认知—情感应激模型

史密斯提出的认知—情感应激模型是一个典型的心理耗竭模型，他指出，运动员在运动训练中的心力耗竭与应激有关，运动员在长期应激中，如果无法适应，则会退出运动训练，这种不情愿主要表现在身体、心理及情感等方面。在这一模型中，心力耗竭的产生主要分为四个阶段，如图1-1所示。

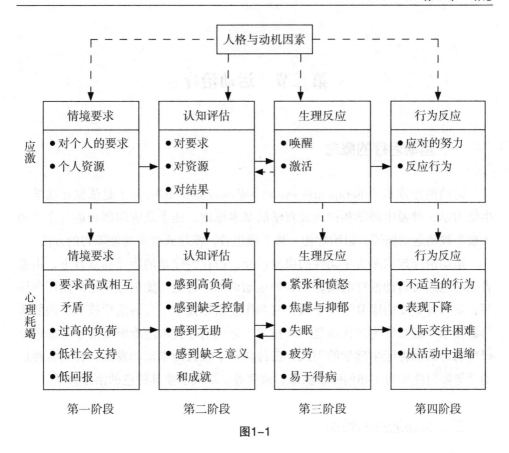

图1-1

（二）运动心理疲劳的消除

运动员在参与运动训练的过程中，如果产生心理疲劳，可以采用心理疗法来缓解和消除疲劳。心理疗法主要是通过对心理学理论、原则和技术的应用来矫治运动员各种心理、精神、情绪和行为障碍或严重的情绪困扰的特殊治疗手段。这种治疗手段有助于使运动员神经与精神放松，使运动员的心理压抑程度减轻，使神经系统恢复正常工作，从而积极影响身体其他器官、系统的恢复，进而消除疲劳。

运动员在采用心理疗法消除运动疲劳时，由于心理疲劳产生的原因不同，具体治疗手段也不同，而且疲劳症状也会影响具体治疗手段的选择，常见的心理疲劳调节方式有调整训练、自我评价、设定目标、求助社会以及培养兴趣。

第三节　运动治疗

一、运动治疗的概念

运动治疗技术（therapeutic exercise或movement therapy）是依据运动学、生物力学、神经生理学和神经发育学的基本原理，徒手及应用器械进行主动和（或）被动运动训练，以治疗伤、病、残患者，恢复或改善功能障碍的方法。

运动治疗技术多为主动性的康复治疗，即在治疗师的指导和监督下，由患者主动地进行运动治疗活动，如各种运动训练、行走功能训练、轮椅使用训练等，是一种重要的康复治疗手段，它和作业治疗技术、盲语治疗技术、假肢矫形器技术一起被称为现代康复四大技术。运动治疗技术随着康复医学基础理论研究的深入和神经生理学的引入，已经获得了极大的丰富和发展，针对各种运动功能障碍性疾病（如偏瘫、脑瘫、截瘫等）形成了独具特色的治疗体系。

二、运动治疗的特点

第一，运动治疗是物理治疗的核心部分，是现代康复医学的重要治疗手段之一，是依据生物力学、人体运动学、神经生理与神经发育学的基本原理，对各种原因导致运动功能障碍的患者进行针对性治疗与训练的一类疗法。随着障碍学和神经生理学的引入，运动疗法已经形成了针对某种疾患进行康复治疗的独立体系。

第二，运动治疗不是被动地接受治疗，其本质是患者本身主动地进行运动而达到治疗的目的。但这绝不意味着让患者任意地，尽自己力所能及地活动，而是要严格地按照医生的运动处方，在物理治疗师（physical therapist，PT）的具体提示和指导下进行的一种治疗方法。如果不这样做，不仅不能收到良好的效果，反而会出现相反的或不可逆转的副作用。运动治疗最基本的治疗，是以患者与PT呈1对1的形式进行，偶而使用的小组集体训练形式只限于轻患者从心理治疗角度考虑进行的体操训练等。

第三，运动治疗不需要特殊的、复杂的、价格昂贵的器械，而最需要的是具有丰富知识和纯熟技术的PT。

三、运动治疗的目的和作用

（一）运动治疗的目的

①通过运动治疗发展、增强或保持肌力和肌肉耐力。

②保持或改善全身耐力，增强心肺功能，改善全身机能状态。

③通过牵张短缩的肌肉、肌腱、关节囊及其他软组织，维持与改善关节活动度。

④通过抑制肌肉的异常张力，使肌肉松弛，缓解肌肉紧张度。

⑤对平衡功能和运动协调性有障碍的患者，进行提高平衡和协调性功能的训练，可以改善平衡功能和运动的协调性。

⑥通过日常生活活动的动作训练，提高患者日常生活活动能力。

⑦纠正躯体畸形和功能障碍，提高患者的躯体、心理、生活质量和社会功能等。

⑧预防或治疗各种临床并发症，如长期卧床导致的肌肉萎缩、关节挛缩、骨质疏松、压疮等。

（二）运动治疗的作用

1. 治疗作用

运动治疗技术是按照科学性、针对性、循序渐进性的原则，最大限度地恢复或改善已经丧失或减弱的器官功能，预防和治疗肌肉萎缩、关节僵硬等并发症。其治疗作用主要有以下几个方面。

①维持和改善运动器官的功能。

②增强心肺功能。

③促进代偿功能的形成和发展。

④提高神经系统的调节能力。

⑤增强内分泌系统的代谢能力。

2. 临床作用

运动治疗的临床作用主要有以下几个方面。

①最大限度地恢复或改善已经丧失或减弱的器官功能。

②改善功能障碍者的机体功能、健康状态和整体感觉。

③预防住院患者或手术后患者的并发症。

④保持或改善健康人的机体功能和健康状态。

⑤最大限度地降低和预防潜在的损害、功能缺失或失能。

四、运动治疗技术的分类

（一）根据运动方式分类的方法

1. 被动运动

被动运动（passive movement）是由治疗师徒手或借助器械对患者进行的治疗活动，患者不做主动运动。

适用：肢体肌肉瘫痪或肌力极弱的情况下（肌力0级或1级者）。

作用：预防软组织挛缩和粘连形成，恢复软组织弹性；保持肌肉休息状态时的长度及牵拉缩短的肌肉；刺激肢体屈伸反射；施加本体感刺激；为主动运动发生做准备。

2. 辅助—主动运动

辅助—主动运动（active assistant movement）是在治疗师帮助或借助器械的情况下，由患者通过自己主动地进行肌肉收缩来完成的运动训练。

适用：患者肢体肌肉已能开始收缩，但力量尚不足以抵抗肢体的自身重力或对抗地心引力的情况（肌力2级）。

作用：增强肌力和改善肢体功能；它是从被动运动向主动运动过度的一种形式。

3. 主动运动

主动运动（active movement）是在既不施加外来辅助，也不给予任何阻力的情况下，由患者自己主动完成的动作。

适用：患者肌力较弱，能够移动肢体或抵抗地心引力进行运动，但尚不能对抗任何额外的阻力情况（肌力3级）。

作用：增强肌力，改善肢体功能，并且通过运动达到改善心肺功能和全身状况的目的。

4. 抗阻运动

抗阻运动（resistive movement）是在治疗师用手或利用器械对人体施加阻力的情况下，由患者主动地进行抗阻力的运动。

适用：患者不但能够移动肢体或能抵抗地心引力进行运动，而且能够对抗其他阻力的情况（肌力4级或5级）。

作用：增强肌肉的肌力。

5. 牵伸运动

牵伸运动（stretching movement）是用被动或主动的方法，对身体局部进行强力牵拉的活动。被动牵伸时，牵引力由治疗师或器械提供；主动牵伸时，牵引力由拮抗肌群的收缩来提供。

适用：软组织病变所导致的关节挛缩，以及用于治疗组织压迫性疾病，缓解疼痛。

作用：恢复或缓解因软组织弹性丧失而引起的肢体活动范围受限；减轻对某些局部组织的压迫。

（二）根据肌肉收缩形式分类的方法

1. 等长运动

肌肉收缩时张力明显增加，但关节不产生肉眼可见的运动，又称为静力性收缩。主要用于骨科疾患，如肢体被固定后或手术后的患侧肢体的肌肉收缩、腰背痛患者的肌肉力量训练。

2. 等张运动

肌肉收缩时张力基本保持不变，但肌纤维长度缩短或延长，由此导致关节发生肉眼可见的运动。根据肌肉起止部位的活动方向，可分为向心性收缩和离心性收缩。当肌肉收缩时，肌肉的起点与止点之间距离缩短，称为向心性收缩，这种收缩的运动学功能是加速。例如，屈曲肘关节时的肱二头肌收缩，伸膝时的股四头肌收缩。当肌肉收缩时，肌肉起止点之间的距离逐渐加大延长，其主要作用是使动作的快慢或肢体落下的速度得到控制，称为离心性收缩，其运动学的功能是减速。例如，在太极拳活动中保持肢体姿势的肌肉收缩；下蹲时的股四头肌收缩；上肢负重屈肘时缓慢放松肱二头肌的收缩等。

3. 等速运动

利用专门设备（如Cybex）根据运动过程的肌力大小变化调节外加阻力，使整个关节依照预先设定的速度运动，而在运动过程中只有肌肉张力和力矩输出的增加。与等长运动和等张运动相比，等速运动的最大特点是运动中速度是固定的，而阻力是变化的，在整个运动过程所产生的阻力与所作用的肌群力量呈正比，即肌肉在运动过程中的任何一点都能产生最大的力量。

（三）根据临床上典型的工作任务分类的方法

①脑卒中患者的运动治疗，主要包括关节活动度训练、牵伸训练、肌力训练、平衡与协调能力训练、转移训练、步行训练、Bobath技术、PNF、Brunnstrom疗法、Rood技术、运动再学习技术等。

②脑瘫患儿的运动治疗，主要包括Bobath技术、Rood技术、Vojta技术、引导式教育。

③骨及软组织损伤患者的运动治疗，主要包括关节活动度训练、牵伸训练、关节松动技术、肌力训练、平衡与协调能力训练、转移训练、牵引训练、麦肯基疗法的应用等。

④脊髓损伤患者的运动治疗，主要包括关节活动度训练、肌力训练、牵伸训练、平衡与站立训练、体位摆放与转移训练、呼吸训练、步行训练、辅助支具技术等。

⑤慢性阻塞性肺疾病患者的运动治疗，主要包括有氧耐力训练、呼吸训练。

五、运动治疗的适应症与禁忌症

（一）适应症

1. 神经系统疾患

①脑卒中；
②脑外伤；
③帕金森综合症；
④下运动元疾患。

2. 关节疾患

①关节挛缩；
②骨折及骨折后关节功能障碍；
③断肢再植及手外伤后；
④烧伤后关节挛缩；
⑤腰痛症；
⑥类风湿性关节炎及强直性脊柱炎；
⑦脊柱侧弯。

3. 软组织损伤

①肌肉拉裂伤及肌腱断裂术后；
②肌萎缩；
③全身及内脏器官机能低下。

（二）禁忌症

1. 绝对禁忌症

①危重病需绝对休息者；
②持续发作的冠心病；

③心肌梗死后仍有偶发者；

④安静时舒张压在 120毫米汞柱（16千帕）以上，收缩压在180毫米汞柱（24千帕）以上者；

⑤起立性低血压；

⑥重症的心律不齐；

⑦2～3度的心功能障碍；

⑧动脉瘤；

⑨高热；

⑩重症的心功能代偿不全；

⑪急性心内、外膜炎及心肌炎；

⑫剧痛；

⑬心传导异常。

2. 相对禁忌症

①安静时舒张压在120毫米汞柱（16千帕）以上，收缩压在180毫米汞柱（24千帕）以上者；

②运动时血压急剧升高者；

③心室室壁瘤；

④心传导异常（WPW症候群）。

六、运动治疗的基本原则

（一）因人而异

按照各个患者功能障碍的特点、疾病情况、康复需求等制订康复治疗目标和康复治疗方案，并根据治疗进度和功能恢复情况及时调整治疗方案。

（二）循序渐进

应激适应性要逐步建立，训练效应符合量变到质变的积累过程，参加康复训练是技能学习的过程，神经—肌肉功能重建也是系统再学习的过程，因此，运动强度应该由小到大，运动时间由短到长，动作复杂性由易到难，休息次数和时间由多到少、由长到短，训练的重复次数由少到多，动作组合由简到繁。

（三）持之以恒

训练需要持续一定的时间才能获得显著效应，停止训练后训练效应将逐步消退。因此，康复训练需要长期持续，甚至终生维持。

（四）主动参与

强调患者主动参与康复训练。只有主动参与，才能获得最佳的治疗效果。运动功能不可能通过被动治疗而得到最大限度的恢复。

（五）全面锻炼

人体的功能障碍是多器官、多组织、多系统功能障碍的综合，康复的目标应包括心理、职业、教育、娱乐等多方面，最终目标是重返社会。因此，康复治疗应该全面审视，全面锻炼。

（六）注意安全

无论采取什么方式的运动疗法，都应以保证安全为前提。由治疗师和康复护士执行的运动疗法，如被动运动、关节松动等手法，必须强度适当，治疗中密切观察患者反应。由患者自我完成的运动疗法，如恢复肌力、耐力训练等，应指导患者采用正确的训练方法及如何调控运动量，避免因方法或运动量不当造成损伤或加重病情。

第四节　体育康复

康复医学是一门新兴的学科，是20世纪中期出现的一个新概念。它是一门以消除和减轻人的功能障碍、弥补和重建人的功能缺失、设法改善和提高人的各方面功能的医学学科，也就是功能障碍的预防、诊断、评估、治疗、训练和处理的医学学科。体育疗法是现代康复医学的重要内容和手段。

一、康复的概念及特点

（一）康复的概念

康复一词来自英语"Rehabilitation"，原义为"恢复到原来的状态"，如使残疾者恢复正常生活。"Rehabilitation"一词又源于"Habilitation"，原义为"给予"。对于先天残疾者来说，康复的目的是帮助其得到某些功能，可解释为"致能"或"致用"。

世界卫生组织医疗康复专家委员会（WHO expert committee on medical rehabilitation）在1961年对康复提出的定义为："康复是指综合地和协调地应用医学、社会、教育和职业措施，对患者进行训练或再训练，使其活动能力达到尽可能高的水平。"1981年又修改为："采取一切措施，减轻残疾和因残疾带来的后果，提高其才智和功能，以使他们能重新回到社会中去。"总之，康复应包括以下三方面的内涵：

第一，康复应包括身体康复、精神康复、职业康复和社会康复，而构成全面康复。

第二，康复的措施包括：医学康复，即利用医疗手段促进康复；教育康复，指通过特殊教育和培训以促进康复；职业康复，指促使其恢复就业能力，取得就业机会；社会康复，是在社会的层次上采取与社会生活有关的措施，促使残疾人能重返社会等。

第三，回归社会是康复的最终目的，这是国家社会福利保障事业发展的体现，也是对残疾人身心健康恢复的再利用及消除负面影响的举措。回归社会意味着平等地享受各种权利和义务。

因此，康复作为一种概念、指导思想，涉及范围很广，与老年医学、护理学、物理医学、医学工程、医疗体育、整形学、假肢学、社会学、心理学、伦理学等学科均有密切联系。在现代社会中，人们康复意识的提高以及康复知识的普及显得越来越重要。

（二）康复的特点

康复医学是医学的一个重要分支，如果说临床医学解决的问题是疾病，康复医学解决的问题则是功能障碍。康复不同于其他医学学科的基本特点，可概括为以下四个方面：

1. 整体康复

康复不仅是治疗损伤或疾病的方法，更重要的是尽量减少、防止疾病的发生。从治疗开始，着重使身体功能、精神、工作能力方面得到最大限度的恢复。因此，康复介入的时间，应在出现功能障碍之前，即预防康复；在出现功能障碍之后，仍应继续康复治疗，帮助他们同健康人一样，平等地享受社会和经济发展的成果，参与社会活动，自食其力。

2. 教育康复

康复医生既是治疗者同时又是教育者。为使患者在身体上、精神上、职业上得到全面的康复，向他们宣讲康复的内涵和定义以及人生价值是康复的又一重要特点。

3. 自主康复

患者、功能障碍者不是被动地接受医生的治疗，而是应该恢复其自立性。自己主动参与康复过程，提高其自信心，有利于健康的恢复。

4. 社会康复

康复不同于医院里治疗的局限性，康复需依靠全社会各方面的人员参与、重视，利用社区康复、家庭康复等机构，使患者、残疾者能得到全方位的康复服务，成为康复社会一体化。

二、体育康复与康复医学

体育康复是指利用体育的各种方法、手段进行康复，以使病、伤、残者已经丧失的功能尽快地、尽最大可能地得到恢复与重建。体育康复可分为局部体育康复和全身体育康复。

体育康复是康复医学的一个组成部分，也是体育的一个组成部分。人们在长期同大自然斗争的过程中，逐渐积累了用体育手段防治疾病的经验，使最初的医疗体育成为体育家族中的一员。随着"生物—心理—社会"医学模式的建立与发展，康复医学以最初的被动疗法即理疗为主，转为现在的运动治疗、运动疗法等主动康复手段。因此，体育康复已经日益成为康复医学中越来越重要的一种方法与手段。大量实践证明，有效的体育康复，对于老年病患者，躯体有残疾或精神、心理障碍以及慢性疾病或某些手术后的病人是一种有效的康复手段。

适当的体育康复能促进残疾的恢复，加速各项功能的恢复。此外，进行积极主动的体育康复锻炼，可以有效地解除或调整患者心理上存在的焦虑、忧郁等消极心理，增强患者进行康复的自信心。因此，体育康复又是心理康复的一项有效措施。由于体育康复是体育的组成部分，因此，体育康复还是一种有效的教育手段，让患者掌握各种体育康复的手段和方法，其整个治疗过程就是一个自发的教育训练过程，凡是接受过体育康复的患者，都将掌握各种体育康复手段和方法，终身受益。

体育康复把功能的恢复与改善作为首要任务，在认识结构与功能辩证统一关系的基础上，更加注重从功能上治愈，突出最终目标。这一积极主动的康复特点使体育康复疗法具有其他医学难以发挥的作用。另外，体育康复对恢复和改善病人患部和全身机能有着极大的潜力和作用。它以重视功能的恢复、千方百计地保护生存能力为指导思想，较全面地体现康复医疗的目的，使许多患者通过治疗达到"伤而不残"或"残而不废"的良好效果。在体育康复实践中，要求根据病人的实际情况，采取适宜的体育活动，促进疾病向有利的方面发展，达到治愈和增强体质的目的。

第五节　常用器材和设备

在开展运动治疗技术工作时，常常需要应用某些器械和设备进行训练工作，现将常用的器械和设备进行简单的介绍。

一、四肢运动治疗器械

（一）上肢运动治疗器械

1. 肩关节旋转训练器

肩关节旋转训练器用于肩关节运动的训练，进行肩关节旋转运动，扩大关节活动度，增强肩部肌力。

2. 肩抬举训练器

通过将棍棒放置于不同高度，训练上肢抬举功能。可在棍棒两端悬挂沙袋，以增加抗阻力。

3. 肩梯

通过手指沿肩梯不断上移，逐渐扩大肩关节的活动范围，减轻疼痛，适用于各类原因引起的肩关节活动障碍。

4. 肘关节牵引椅

利用肘关节牵引椅可进行持续性肘关节牵引，此器械适用于肘关节屈伸活动障碍患者。牵引的重量及方向、座椅高度、固定部位均可调节。

5. 前臂内外旋转练习器

前臂内外旋转练习器是一种训练前臂运动功能的设备，用于前臂内外旋转训练，以预防和改善前臂旋转功能受阻，增强肌力、耐力，改善关节活动度。

6. 腕关节屈伸训练器

腕关节屈伸训练器可做腕关节活动范围训练及肌力训练。

7. 前臂与腕关节运动器

前臂与腕关节运动器可改善前臂旋转功能，可做腕关节活动范围训练及肌力训练。

8. 腕关节旋转器

腕关节旋转器可改善腕关节各个方向的活动范围。

9. 上肢协调功能练习器

上肢协调功能练习器用于训练上肢稳定性、协调性功能，提高上肢的日常活动能力。

10. 滑轮吊环训练器

滑轮吊环又称肩环，两只木质或塑料环用绳子悬于离地面1.8～2.5米高的轮上，绳子长度可调。滑轮吊环训练器用于肩关节活动范围训练、关节牵引、肌力训练。

11. 手指功能训练器

手指功能训练器用于提高手指的作业活动能力。

12. 橡皮筋手指练习器

橡皮筋手指练习器用于提高手指的主动屈伸活动能力。

13. 体操棒与抛接球

体操棒为直径3厘米、长1米的木棒。通过带棒做操和抛接绣球活动改善上肢活动范围，提高肢体协调控制能力及平衡能力。

14. 重锤式手指肌力训练桌

重锤式手指肌力训练桌用于手指活动、手指肌力和关节活动度训练，如指伸肌、指屈肌、小指与拇指内收和外展肌的肌力增强训练。

15. 哑铃

哑铃用于增强肌力、耐力的训练。铁哑铃有1～10公斤的不同规格。

（二）下肢运动治疗器械

1. 股四头肌训练椅和股四头肌训练板

股四头肌训练椅和股四头肌训练板用于大腿股四头肌的训练。
①坐位，进行常规的股四头肌训练。
②俯卧位，进行大腿后侧肌群训练。
③调整力臂及角度，进行上肢肌力训练。

2. 重锤式髋关节训练器

重锤式髋关节训练器用于髋关节外展、内收肌力训练。

3. 髋关节旋转训练器

髋关节旋转训练器通过足的画圈运动，改善髋关节的旋转功能，用于髋关节活动受限的患者。

4. 踝关节活动训练器

踝关节活动训练器用于踝关节屈伸功能障碍，患者可做主动和被动训练。

5. 踝关节训练器和踝关节矫正板

踝关节训练器和踝关节矫正板是矫正下肢姿势，防止出现畸形的康复训练设备。它主要用于：①强制踝关节保持某一角度的功能位，矫正和防止足下垂，足内翻，足外翻等畸形。②站立训练，治疗体位性低血压症，防止骨质疏松，增强下肢肌力。

6. 立式踏步器

立式踏步器用于改善下肢关节活动范围和协调功能活动。

7. 液压式踏步器

液压式踏步器主要用于进行下肢关节活动度及肌力训练。

8. 站立架

站立架用于截瘫、偏瘫、脑瘫等站立功能障碍者，进行站立训练，以改善或避免由于长期坐、卧导致的合并症。也可用于防止骨质疏松、压疮、心肺功能降低的康复治疗。

9. 下肢功率车

下肢功率车用于下肢关节活动、肌力及协调功能训练。

二、腰腹运动治疗器械

1. 仰卧起坐器

仰卧起坐器的结构简单，主要包括支架、挡管、腹肌架（图1-2）。仰卧起坐器的主要功能是供人们进行仰卧起坐锻炼，但也可以进行一些腰腹肌肉力量的练习。可以有效锻炼背部、腰腹部的力量，紧实躯干部位肌肉。

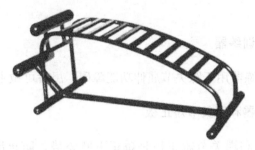

图1-2

2.转腰器

转腰器主要由底座、底盘、转盘、立柱和把手组成（图1-3），底座安装于地面，转盘可自由活动。转腰器的转盘部分是活动的，健身者站在上面可以通过腰部用力带动身体进行扭转，脚下不发生位移，双手或单手可扶握把手或立柱以维持身体平衡，腰腹的转动能有效消除腰部赘肉，提高腰部灵活性，防止腰部劳损和慢性病的发生。

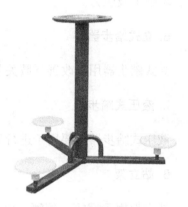

图1-3

3.伸背器

伸背器主要由立柱、扶手环、圆柱形曲面等部件构成（图1-4）。伸背器是主要用于锻炼背部肌肉的健身器材，可供人进行背部健身练习，在器材的帮助下可令背部的肌肉得到有效拉伸，可增强背部肌肉的力量与柔韧性。

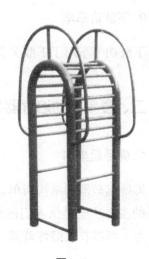

图1-4

4. 腰背按摩器

腰背按摩器主要由立柱、扶手、座板、按摩柱组成（图1-5）。腰背按摩器具有良好的健身保健价值，主要通过对腰部与背部的按摩来促进腰背部的血液循环与肌肉放松，同时，在健身者的自主按摩过程中使腿部肌肉与腰部肌肉得到一定程度的锻炼。

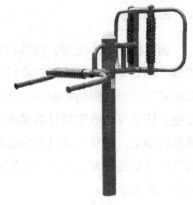

图1-5

三、综合运动治疗器械

1. 划船器

划船器是一种常见的且使用较多的全身性健身器材，主要由固定座垫、脚蹬、桨把，以及阻力构件等部件组成（图1-6）。划船器的使用可以使健身者的四肢、躯干各部位都得到有效的健身锻炼，是一种全身性综合健身器械装置，在健身过程中，需要全身多个部位协调配合完成每个动作，因此具有健身的全面性。

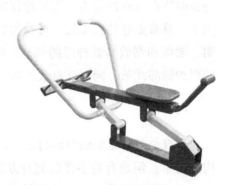

图1-6

2. 健身跑步机

健身跑步机主要由支架、扶手和跑台组成（图1-7）。跑台表面用一组圆柱形滚轴代替室内跑步器上的跑动皮带，增强了器材的耐用性。健身过程中，利用跑台的一定仰角，使圆柱形滚轴中带有一定的阻力，因此需要健身者用一定的力量才能使其转动，能帮助健身者进行各种跑（慢跑、快跑、变速跑等）的健身练习，并增强了健身强度和效果。

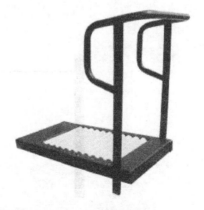

图1-7

3. 椭圆机

椭圆机主要由支架、脚踏板和扶手组成（图1-8）。椭圆机安装好后，支架固定于地面，脚踏板前端与扶手下端相连，扶手与踏板连动且后端固定于器械的后轴上，健身运动过程中踏板的运动轨迹近似椭圆形，故名"椭圆机"，又称"滑雪器"。

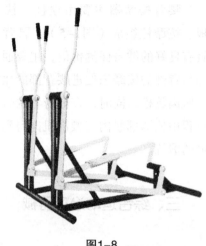

图1-8

椭圆机健身是一种良好的心肺训练健身器械，与跑步不同，利用椭圆机健身时，膝关节不存在着力点，避免了跑步时所产生的冲击力，更好地保护了关节，具有更好的安全性。健身实验表明，锻炼和刺激坐骨神经的调节，增强腰部肌肉的耐力和力量，能塑造良好的腰臀和腿部线条，同时能有效预防、缓解颈椎病、肩周炎及上背部疼痛。

4. 单杠

单杠是最常见的健身器材之一，它主要由支架和把手组成（图1-9）。虽然构造简单，但是有着多样的健身方法，丰富的健身方式与方法在单杠中的实现可以有效促进健身者结合自身健身需要进行臂撑、压腿、背弓、腹部绕杠等多样化的健身训练，可以促进身体各部位的各种运动素质的提高。

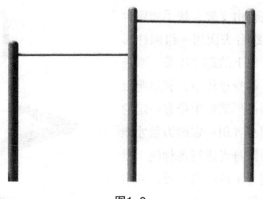

图1-9

5. 双杠

双杠在社区健身路径中也很常见，与单杠不同的是，双杠由四个支架和两个把手组成（图1-10）。双杠作为一项体育运动，是一项重要的竞技体育运动项目，我国在这方面多次取得骄人成绩，双杠作为社区常见健身器材有其健身方便易操作的特点，利用双杠可以进行摆动、摆越、屈伸、弧形摆动、静止用力等多种形式的健身动作练习，对健身者而言是一种非常方便的健身器材，动作内容丰富，类型全面，有简有繁，有易有难，能有效提高健身者的各项身体素质，对健身者的支撑能力、支撑超越障碍能力、空间感知定向能力、平衡能力等都有良好的改善作用。

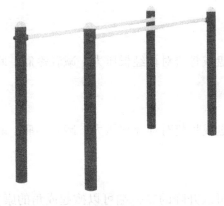

图1-10

6. 天梯

天梯，就像横挂在空中的一把梯子，故称为 "天梯"。天梯的构造比较简单，主要包括立柱、支架、横杠等部件（图1-11）。天梯健身主要是通过臂部屈伸令身体悬挂的方式进行健身，健身过程中可以有效锻炼健身者的肩部、臀部灵活性，增强上肢力量与腰腹力量。

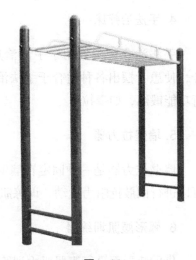

图1-11

7. 肋木架

肋木架的外形像一组大梯子，它属于一种综合性的锻炼器材，在肋木架上可以进行多种健身练习（图1-12）。肋木架的主要用途是增加健身者的腹肌力量及上肢的悬垂能力，对于一些儿童来说，还能有助于训练他们的攀爬能力，增强其手臂力量和肢体协调性。

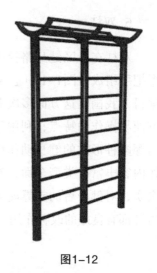

图1-12

四、其他常用器械

1.颈椎牵引装置

用于缓解颈椎间盘或骨赘对神经根压力，减轻疼痛、麻木等症状。

2.腰椎牵引装置

用于缓解腰椎间盘或骨赘对神经根压力，减轻疼痛、麻木等症状。

3. Bobath床

Bobath床是一种可以升降的、一端可以掀起成角的康复治疗床，主要用于手法治疗、平衡功能的训练等。

4. 手法治疗床

手法治疗床主要用于手法治疗用，它可以通过升降、调整床面的各个部分，使患者摆出各种适合于手法治疗的体位。另外，它还可应用于患者自己进行功能锻炼，如牵拉。

5. 墙壁拉力器

墙壁拉力器是一种固定在墙壁上，具有重力负荷的装置，通过拉动重锤，可以进行四肢抗阻力运动，训练肌肉力量，也可以进行关节活动度训练。

6. 弧形腹肌训练器

借助弧形面进行腹肌肌力训练。

7. 胸背部矫正运动器配拉力器

胸背部矫正运动器配拉力器用于防止和矫正脊柱弯曲、驼背，配合复式墙拉力器可以训练上肢、胸部肌肉力量和耐力。

8. 系列沙袋（绑式）

系列沙袋一般有0.5公斤、1公斤、1.5公斤、2公斤、2.5公斤、3公斤、4公斤。用来进行肌力训练、关节活动度训练、关节屈伸训练。

9. 系列沙袋（挂式）

用于进行肌力训练、关节牵引。

10. 姿势镜

姿势镜是供患者观察步态、姿势异常程度，进行异常姿势矫正训练的镜子。用于各种训练过程，患者自身矫正异常姿势。

11. 手支撑器

手支撑器用于截瘫患者垫上移动训练，双手支撑后有利于臀部抬起做垫上移动。

12. 运动垫

运动垫用于患者仰卧位移动、俯卧位移动、翻身起坐等综合基本动作训练。它主要用于：①基本动作综合训练，卧、跪、单脚跪、手膝位及长坐位训练；②长坐位平衡及耐力训练；③儿童脑瘫基本姿势动作训练，翻身、坐起、爬行及异常姿势矫正训练；④与肋木配合，进行站立、蹲起等训练。

13. 楔形垫

楔形垫用于基本功能综合训练，成人、儿童都可以使用。特别适用于头部不能自控、坐不稳、自动调节体位能力低下的患儿。例如：①用于脑瘫患儿，训练颈部的伸展控制；②截瘫患者从仰卧位到坐位腹部肌肉的训练；③基本功能综合训练；④两个楔形垫对接，脑瘫患儿侧卧在上面，以减轻痉挛，促进动作的舒展，防止畸形。

14. 篮球训练架

篮球训练架用于对患者进行功能恢复训练，提高身体运动素质、增强体质，创造良好的心理状态。

15. 功能牵引网架

功能牵引网架用于肌力训练、关节活动度训练、牵引治疗、放松调整训练。

16. 放松按摩器

放松按摩器通过振动按摩放松全身肌肉，缓解肌肉紧张疲劳。

17. 滚桶

滚桶用于患者上肢功能基本动作、躯干旋转能力、平衡功能的训练，分为大、中、小三种规格。例如：①脑瘫患儿可骑在上面练习平衡及反射功能；②成人可训练躯干的伸、屈功能及肩胛骨前伸，肩关节屈伸，肘关节屈伸，前臂内、外旋，腕关节背屈。抑制痉挛，扩大关节活动度，增加主动运动的功效。

18. 平衡板

平衡板用于训练患者的平衡功能。平衡板可以由患者一人独立使用，也可以由康复治疗师和患者共同使用，以便接受治疗师的指导。常与平行杠配合使用，使平行杠起到辅助支撑和防护作用。

19. 练习用桌

木质桌面，面积为70厘米×220厘米，高度有75厘米与45厘米两种。

20. 体操凳

凳面为30厘米×200厘米，凳高有40厘米与30厘米两种。

21. 踏脚凳与方体操凳

高度与长度不同的凳子，不用时可逐一插入，以少占空间。凳子面积可为70厘米×40厘米、60厘米×40厘米、50厘米×40厘米、40厘米×40厘米和30厘米×40厘米，高度依次为50厘米、40厘米、30厘米、20厘米和10厘米。

22. 球类

半径为3～7厘米的有弹性的小球、网球、排球、篮球、小足球、医疗球（即实心球），重量为1～8公斤。

23. 轮椅

标准型轮椅的车体为轻合金制品。多为折叠式，有成人与小儿用两种。成人用标准型轮椅前后长103厘米，宽包括车轮约60厘米，折叠后约32厘米，后面的大轮半径为25厘米，前面的小轮半径为13厘米。

24. 站立床

站立床是一种供不能独立站立的病人站立用的治疗床。当病人躺在上面，可以通过看床上的倾斜度数表来调节床面的倾斜度数，适用于有血管舒缩障碍、骨质疏松、躯干下肢肌痉挛严重等患者，可预防和治疗各种并发症，同时还可予以心理支持作用。

第二章　运动治疗与康复理论基础

第一节　运动学基础

一、人体组成及力学基础

（一）人体的组成

组成人体的基本单位是细胞。细胞之间存在一些不具细胞形态的物质，称为细胞间质。许多形态和功能相似的细胞与细胞间质共同构成组织，人体组织分为上皮组织、结缔组织、肌肉组织和神经组织，它们是构成人体各器官和系统的基础，故称为基本组织。由几种组织互相结合，形成具有一定形态和功能的结构，称为器官，如心、肝、脾、肺、肾、胃、小肠、大肠等。在结构和功能上密切相关、共同执行机体某种生理功能的一系列器官，构成一个系统，人体可分为运动、消化呼吸、泌尿、生殖、循环、内分泌、神经系统及感觉器官。各系统在神经和内分泌系统的支配和调节下，既分工又合作，实现各种复杂的生命活动，使人体成为一个完整的、统一的有机体。

（二）人体解剖学基本术语

为了便于描述人体各器官结构的位置关系，人体解剖学规定了一个统一的解剖学姿势和一些常用术语。人体基本轴和基本面示意图如图2-1所示。

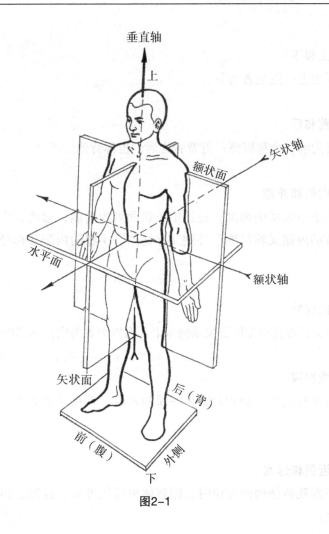

图2-1

1. 解剖学姿势

解剖学姿势是：身体直立，两眼向正前方平视，双上肢自然下垂于身体两侧，掌心向前，双下肢并拢，足尖朝向前方。在观察和描述人体各部位的位置及其相互关系时，都应以解剖学姿势为标准。

2. 方位术语

按照解剖学姿势，人体解剖学规定了一些表示方位的名词术语。

（1）上和下

近头者为上；近足者为下。

（2）前和后

近腹者为前，也称腹侧；近背者为后，也称背侧。

（3）内侧和外侧

以身体正中矢状面为准，近正中矢状面者为内侧；远离正中矢状面者为外侧。前臂的内侧又称尺侧，外侧又称桡侧。小腿的内侧又称胫侧，外侧又称腓侧。

（4）内和外

是描述空腔器官相互位置关系的术语。近内腔者为内；远离内腔者为外。

（5）浅和深

这是描述与皮肤表面相对距离关系的术语。近皮肤者为浅，远离皮肤者为深。

（6）近侧和远侧

在描述四肢各结构的方位时，距肢体根部较近者为近侧，距肢体根部较远者为远侧。

3. 切面术语

常用的有以下三种相互垂直的切面。

（1）矢状面

即从前后方向将人体或器官纵切为左、右两部分的切面。其中，沿正中线将人体切为左、右基本对称的两半的矢状面称为正中矢状面。

（2）冠状面

又称额状面，即从左右方向，沿人体的长轴将人体纵切为前、后两部分的切面。

（3）横切面

又称水平面，即与人体长轴垂直，将人体横切为上、下两部分的切面。

（三）人体力学基础

1. 人体受力

人体经常受外力和内力这两大类力的影响。

（1）内力

是指人体内部组织器官相互作用的力。其中最重要的是肌肉收缩所产生的主动拉力，这是维持人体姿势和产生运动的动力；其次是各种组织器官的被动阻力。

（2）外力

是指外界环境作用于人体的力。外力可作为运动训练的负荷，与这种负荷相匹配的肢体运动方向、力量、选择投入工作的肌群及其收缩强度，是肌力训练方法学的理论基础。主要的外力有以下几种。

①重力：是地球对其表面及其附近物体吸引的力，是人体保持直立姿势及活动时必须克服的负荷。

②其他机械阻力：进行器械装置训练时，除要克服器械装置重力外，还常需克服器械装置的惯性力、摩擦力或弹力所产生的阻力，其大小与肢体推力相等，方向与肢体推力相反。

③支撑反作用力：在静止状态下，地面或器械通过支撑点作用于人体对重力的反作用力，称为静力支撑反作用力。其大小与重力相同，方向与重力相反。人体做加速度运动时所受的支撑反作用力，除上述力外还要加上与加速度运动力大小和方向相反的反作用力，即动力支撑反作用力。

④摩擦力：是指人体或肢体在地面上或器械上滑动时所受到的摩擦阻力。其大小因人体或肢体重量及地面或器械表面质量而异，方向与运动方向相反。

⑤流体作用力：人体在流体中运动时所承受的流体阻力，大小与运动速

度、流体密度成正比，故在水中运动受到的阻力较空气中大。但由于流体的浮力抵消了大部分重力，因此人体在水中进行朝向水面方向的运动时比较省力。

力还可以分为动力和静力，以上所说均是动力，动力主要产生和制止人体或肢体移动，而静力主要维持平衡。因此人可以在不同的力的作用下，表现为平衡和移动。

2. 杠杆原理在运动治疗技术中的应用

杠杆原理在生活中经常见到，当动力臂等于阻力臂时是平衡杠杆；当动力臂大于阻力臂时是省力杠杆；当动力臂小于阻力臂时是费力杠杆。因此，在运动疗法中应用杠杆原理会有以下作用。

（1）省力

用较小的力去克服较大阻力，就要缩短阻力臂或延长力臂，在人体杠杆中肌肉拉力的力臂一般都很短，人体有一些补偿机制可以使力臂增大，如通过籽骨、髌骨等能延长力臂；通过肌肉在骨上附着点的隆起、突出等来延长力臂；运动可使骨骼上的粗隆、结节明显增大，从而在增大肌力的同时增大力臂；缩短阻力臂的方法也可省力，如提重物时，尽量将重物靠近身体等。这些特征有利于预防运动损伤，也有利于患者节约活动时的能量消耗。

（2）获得速度

许多动作不要求省力，而要求获得较大的运动速度和运动幅度，如投掷物体、踢球、挥手拍、击球等。为使阻力点移动距离和速度增大，就要增长阻力臂和缩短力臂。人体在运动中为了获得更大速度，常由几个关节组成一个长的杠杆臂，这就要求肢体伸展，甚至要附加延长阻力臂。

（3）防止损伤

从杠杆原理可知第3类杠杆（速度杠杆）不利于负重和载荷，而人体肌肉杠杆又大多属于第3类杠杆，因而可以理解为阻力过大容易引起运动杠杆各环节的损伤，再加上在肢体伤病后，常常要求局部或全身休息，使肌力降低。因此，在康复治疗中特别强调增强肌肉锻炼，同时应适当控制阻力和阻力矩，可保护运动杠杆免受损害。

二、运动系统基础知识

（一）人体的运动系统

人体的运动系统是与体育锻炼密切相关的系统，包括骨、关节和肌肉三部分。

全身各骨通过关节连接构成骨骼。运动系统不仅构成人体的骨骼支架，在神经系统的支配下完成各种运动，还对身体起着重要的支持和保护作用。如颅骨支持和保护脑，胸廓支持和保护心、肺、脾、肝等器官。四肢的骨骼则以运动为主。骨骼肌附着于骨，收缩时牵动骨，通过关节产生运动。在运动中，骨起杠杆作用，运动的枢纽在关节，骨骼肌是运动的动力。骨和关节是运动系统中的被动部分，在神经系统的支配下骨骼肌是运动系统中的主动部分。

（二）人体的骨

骨（bone）是一种器官，具有一定形态和结构，主要由骨组织构成。外被骨膜、内容骨髓，不断进行新陈代谢和生长发育，并具有修复、再生和改建自身结构的功能。

1. 骨的组成与发育

成人有206块骨，可分为躯干骨、颅骨和附肢骨三部分。骨在人体的具体分布如图2-2所示。根据骨的形态，可分为长骨、短骨、扁骨和不规则骨（图2-3）。长骨呈长管状，分一体两端，体又称为骨干或骨体（表面有1~2个滋养孔），内有空腔称为髓腔；两端膨大称为骺，有光滑的关节面；干与骺相邻的部分称为干骺端。长骨分布于四肢，如肱骨和股骨等。短骨短小，近似立方形。多成群分布于牢固且稍灵活的部位，如腕骨和跗骨。扁骨扁薄呈板状，如颅盖各骨、胸骨和肋骨等。不规则骨形状不规则，如椎骨。有些不规则骨内含有空腔，称为含气骨，如上颌骨。

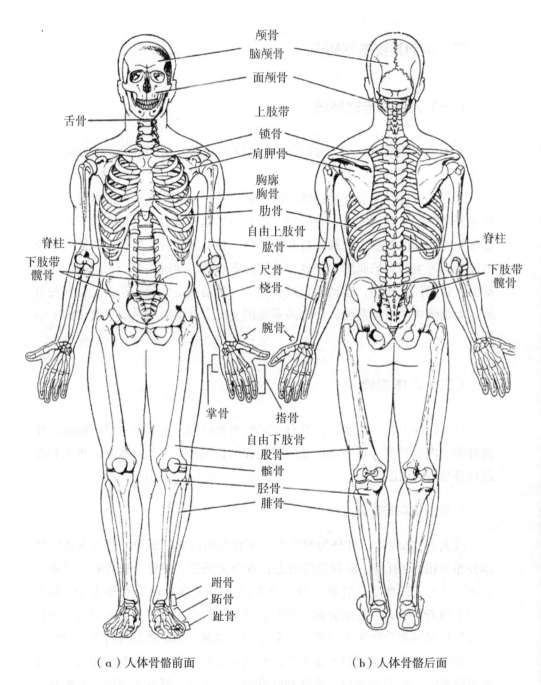

颅骨
脑颅骨
面颅骨
上肢带
锁骨
肩胛骨
胸廓
胸骨
肋骨
自由上肢骨
肱骨
尺骨
桡骨
腕骨
掌骨
指骨
自由下肢骨
股骨
髌骨
胫骨
腓骨
跗骨
跖骨
趾骨

舌骨
脊柱
下肢带
髋骨

脊柱
下肢带
髋骨

（a）人体骨骼前面　　　　　　（b）人体骨骼后面

图2-2

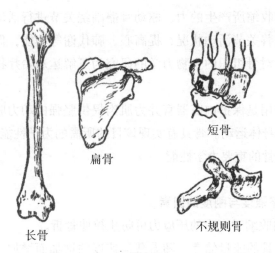

扁骨

短骨

长骨

不规则骨

图2-3

　　骨组织是一种复杂的结缔组织，由骨细胞和细胞间质组成。骨骼起源于中胚层的间充质细胞，骨的发育包括骨化与生长。

　　骨化有两种形式，即膜骨成骨与软骨内成骨，但无论哪一种形式都是间充质细胞分化为成骨细胞，然后骨细胞形成骨及纤维和有机基质，骨盐沉积变为骨质。

　　骨的生长包括原有骨组织的部分吸收和新骨沉积，二者同时进行，这样骨在生长过程中得以保持其原有形状。在骨的生长过程中，随着骨的生长和增粗，骨的形状需要经过不断改建，才能适应身体的需要。最初形成的原始骨小梁，纤维排列紊乱，含骨细胞较多，支持性能较差。经过不断改建，骨小梁依照张力和应力线排列，具有整齐的骨板，骨单位也增多，以适应机体的运动和负重。

　　骨的正常结构如前所述，由细胞和细胞间质组成。骨细胞包括成骨细胞、骨细胞和破骨细胞，骨细胞埋于骨基质中，细胞间质由基质和纤维构成，骨的特点是细胞间质内有大量钙盐沉积，因而构成坚强的骨骼系统。在光镜下，骨由排列方式不同的骨板构成。若将骨的密质骨做横断面观察，骨由松质骨、密质骨、骨膜及血管等构成。各骨的外层由密质骨组成，称为骨皮质。长管状骨骨干的骨皮质较厚，干骺端及骨骺的骨皮质较薄。各骨的内层由骨松质和骨髓腔组成。而颅骨略有不同，由两层密质骨组成，称为内板和外板，相当于长管骨的骨皮质。内、外板之间相当于骨髓腔的部分称为板障，颅骨横截面犹如"三合板"。所有骨的骨皮质外包有骨膜。

2. 骨组织的生物力学特性

　　在运动治疗技术中，决定其有效性的主要因素是骨骼系统对力的耐受性及其活动性，也即肌肉收缩所产生的力，驱动骨骼围绕关节进行活动，并通过活动达到增强肌力，改善关节活动状况，提高心、肺代谢等功能，促进神经功能恢复等效果。因此，对骨组织的生物力学的研究为了解运动治疗技术作用基础提供一定的帮助。

骨骼系统的作用是保护内脏器官并为肌肉提供坚强的动力联系和附着点，以利于肌肉收缩和身体运动。骨具有实现该目的所需的力学性能。

强度和刚度是骨的重要力学性能。

（1）影响骨骼强度与刚度的因素

①应力： 肌肉收缩时产生的压应力可防止拉伸骨折。

②载荷速度：骨的能量储存，随着载荷速度的增加而增加。骨折时所储能量要释放出来。

③骨的大小、形状和特性：骨的横截面面积大小及骨组织在中轴周围的分布（形状）均影响骨的强度。

（2）影响骨骼力学性能改变的因素

①骨折愈合：骨痂的形成增加了骨强度。

②骨的手术处理：即使骨中打入了螺钉，术后骨缺损也会大大降低骨强度。

③骨重建：是骨对应力的适应，按Wolff定律进行。骨在需要的地方生长，不需要的地方吸收。活动减少或制动时可降低骨强度和刚度。

④老年性骨退行性变：正常老龄化的结果是骨松质中骨小梁渐薄，甚至有很多骨小梁被吸收，骨密质直径和厚度减少，使骨的强度降低。

⑤骨疲劳：低载荷较高重复次数和高载荷较低重复次数的应力负荷均可引起骨组织微细骨折，此时骨有自我修复能力。

（三）人体的关节

骨与骨之间的连接方式为关节。关节活动范围称为关节活动度，是指关节活动时可达到的最大弧度。关节活动有主动与被动之分，关节活动范围分为主动的关节活动范围和被动的关节活动范围。主动的关节活动范围是指作用于关节的肌肉随意收缩使关节运动时所通过的运动弧，被动的关节活动范围是指由外力使关节运动时所通过的运动弧。关节活动范围是评定关节运动功能损害的范围与程度的指标之一。

人体有肩、肘、腕、髋、膝、踝等与运动相关的主要关节。人体各关节的活动如图2-4所示。

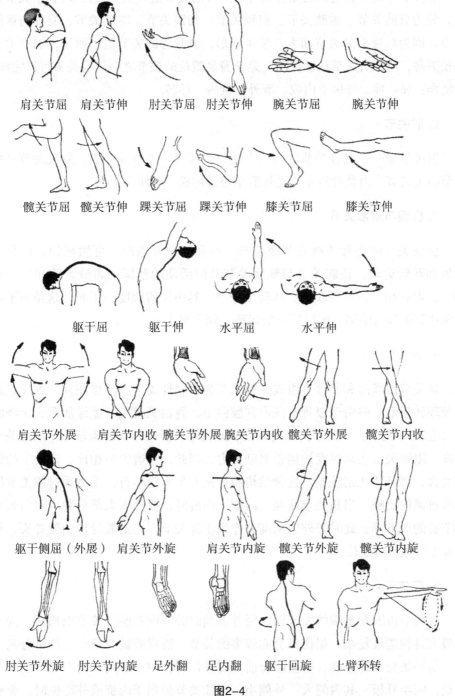

图2-4

1. 肩关节

肩关节由关节囊包围的肱骨头与肩胛骨的关节盂构成。肩关节由6个关节组成，分为肩肱关节、盂肱关节、肩锁关节、胸锁关节、喙锁关节、肩胛胸壁间关节。因为肱骨头的关节面大，呈半球形，肩胛骨的关节盂小而浅，加上关节囊松而薄，所以肩关节活动灵活，是全身易脱位的关节之一。肩关节可以完成7种动作：屈、伸、外展、内收、旋外、旋内、环转。

2. 肘关节

肘关节是一个复合关节，由三个关节共居同一关节囊而成。肱尺关节是肘关节的主关节，由肱骨滑车与尺骨滑车切迹构成，可伸展140°。

3. 桡腕与腕掌关节

桡腕关节由桡骨的腕关节面与舟、月和三角骨构成，可做屈伸、内收、外展和环转运动。桡腕关节与腕间关节共同活动的范围：屈最大约90°，伸45°，内收40°，外展20°，环转度极小。其中伸的幅度小于屈，这是由于桡腕掌侧韧带较为坚韧，所以后伸的运动受到限制。

4. 髋关节

髋关节由髋臼和股骨头组成。髋关节为多轴性关节，能做屈伸、收展、旋转及环转运动。但由于股骨头深嵌在髋臼中，髋臼又有关节盂缘加深，包绕股骨头近2/3，关节头与关节窝二者的面积差甚小，所以运动范围较小。加之关节囊厚，限制关节运动幅度的韧带坚韧有力，因此，与肩关节相比，该关节的稳固性大，而灵活性则较差。这种结构特征是人类直立步行，重力通过髋关节传递等机能的反映。当髋关节屈曲、内收、内旋时，股骨头大部分脱离髋臼抵向关节囊的后下部，此时若外力从前方作用于膝关节，再沿股骨传到股骨头，易于发生髋关节后脱位。

5. 膝关节

膝关节由股骨下端的关节面、胫骨上端的关节面和髌骨关节面构成，为人体最大且构造最复杂，损伤机会亦较多的关节。滑膜腔被两条交叉韧带分割。前、后两条交叉韧带具有防止胫骨前、后移位的作用。膝关节内有月牙状的关节盘，叫半月板，其内侧大、外侧小。当膝关节半屈于内旋或外旋位时，突然的强力伸膝运动可使半月板损伤。膝关节囊坚韧，关节囊的前壁有髌骨和髌韧带；两侧有胫、腓侧副韧带；后方有斜韧带加强。

膝关节的基本运动为屈伸运动。其运动特点：①当膝关节完全伸直时，胫骨髁间隆起与股骨髁间窝嵌锁，侧副韧带紧张，除屈伸运动外，股胫关节不能完成其他运动。②当膝关节屈时，股骨两侧髁后部进入关节窝，嵌锁因素解除，侧副韧带松弛，此时股胫关节才能绕垂直轴作轻度的旋转运动。③当膝关节运动时，半月板可发生位移，屈膝时向后移，伸膝时向前移。小腿旋转时半月板随股髁位移，一侧滑向前，另一侧滑向后。当膝关节屈曲、半月板后移时，股髁曲度较大的后部与半月板肥厚的外缘接触。若此时急剧伸膝，如踢球动作，半月板退让不及，可发生挤压伤或破裂。

膝关节位于人体两个最长的杠杆臂之间，在承受负荷和参与运动中易于损伤，股骨和胫骨以宽大的内、外侧髁关节面增大关节的接触面积，可提高关节的稳固性和减少压强。

6. 踝关节

踝关节由胫骨下端及内踝、腓骨外踝与距骨构成，属于滑车关节。

踝关节负重最大，关节面较小，但踝关节囊有韧带加强，内侧韧带从内侧将内踝、足舟骨、距骨和跟骨联结起来；在外侧有距腓前、后韧带和跟腓韧带联结腓骨、距骨和跟骨。因踝关节周围韧带强而有力，以致在踝扭伤时，即使内外踝发生了骨折，韧带也可能尚未受损。

踝关节属滑车关节，可沿通过横贯距骨体的冠状轴做背屈及跖屈运动。足尖向上，足与小腿间的角度小于90°叫作背屈。反之，足尖向下，足与小腿间的角度大于90°叫作跖屈。在跖屈时，足可做一定范围的侧方运动。

7. 关节的生物力学特性

关节是四肢、脊柱赖以活动的基础，因此在康复治疗中必须充分了解其特性。所有的关节运动都可以分解为环绕三个相互垂直的轴心，沿三个相互垂直的平面上进行运动。

（1）关节的分型

可根据其运动轴，或自由度多寡分成单轴关节、双轴关节、多轴关节。

①单轴关节：关节只有一个运动轴，关节仅能围绕一个运动轴在一个平面上运动，包括：滑车关节（如指间关节）和车轴关节（如近、远端桡尺关节）。

②双轴关节：此类关节有两个自由度，可以围绕两个互为垂直的运动轴在两个平面上运动，包括：椭圆关节（如桡腕关节）和鞍状关节（如拇指腕掌关节）。双轴关节可做屈曲、伸展和外展、内收运动，还可做环转运动。

③多轴关节：此类关节有三个自由度，即在三个相互垂直的运动轴上可作屈伸、收展、旋转等多方向的运动。包括：球窝关节（如肩关节）、杵臼关节（如髋关节）和平面关节（如肩锁关节）三种形式。

此外，两个骨构成的关节称为单关节。两个以上的骨构成的关节称为复关节。复关节具有一个统一的关节腔，构成关节的骨既可以同时活动，也可以分别活动（如肘关节）。

（2）关节的活动度和稳定性

①关节的功能取决于其活动度或柔韧性和稳定性：一般情况下，稳定性大的关节活动度较小。上肢关节有较大的活动度，而下肢关节有较大的稳定性。

②影响关节活动度和稳定性的因素：构成关节两个关节面的弧度之差、关节囊的厚薄与松紧度、关节韧带的强弱与多少、关节周围肌群的强弱与伸展性。骨骼和韧带对关节的静态稳定起主要作用，肌肉拉力对动态稳定起重要作用。

（3）关节的润滑

①界面润滑：透明质酸蛋白复合物吸附于关节表面的润滑。
②液膜润滑：关节软骨内基质液受压渗出形成润滑层。

（四）人体的肌肉

肌肉是人体运动系统的基本组成部分，肌纤维是肌肉的基本组成单位，若干肌纤维排列成肌束，若干肌束聚集起来构成肌肉。

在参与体育健身运动的过程中，肌肉的工作形式以收缩运动为主。

肌肉活动主要以肌力和肌张力来表现其力学特性。

1.影响肌力的四个因素

肌肉的横断面；肌肉的初长度，即肌肉收缩前的长度；肌肉的募集，即同时投入收缩的运动单位数量越多，肌力也越大；肌纤维走向与肌腱长轴的关系。

2. 肌肉的协同

肢体的每一个动作都需要多组肌肉合作才能完成，不同的肌肉在不同的动作中有不同的作用。

①原动肌：直接完成动作的肌群。其中起主要作用者为主动肌，协助完成动作或仅在动作的某一阶段起作用者为副动肌。

②拮抗肌：与原动肌作用相反的肌群。当原动肌收缩时，拮抗肌应协调地放松或做适当的离心收缩，以保持关节活动的稳定性及增加动作的精确性，并防止关节损伤。

③固定肌：为发挥原动肌对肢体运动的动力作用，参与将肌肉相对固定一端（定点）所附着的骨骼或更近端骨骼充分固定的肌群。

④中和肌：作用为抵消原动肌收缩时所产生的一部分不需要的动作。

副动肌、固定肌和中和肌可统称为协同肌。肌肉的协同关系随着动作的改变而变化。

三、循环系统基础知识

（一）人体的循环系统

循环系统是血液在体内流动的通道，分为心血管系统和淋巴系统两部分。淋巴系统是静脉系统的辅助装置，而一般所说的循环系统是指心血管系统。心血管系统是由心脏、动脉、毛细血管及静脉组成的一个封闭的运输系统。心脏不停地跳动，提供动力推动血液在其中循环流动，为机体的各种细胞提供了赖以生存的物质，包括营养物质和氧气，也带走了细胞代谢的产物二氧化碳。同时许多激素及其他信息物质也通过血液的运输得以到达其靶器官，以此协调整个机体的功能。因此，维持血液循环系统处于良好的工作状态，是机体得以生存的条件，而其中的核心是将血压维持在正常水平。

人体的循环系统由体循环和肺循环两部分组成。

1. 体循环

体循环开始于左心室。血液从左心室搏出后，流经主动脉及其派生的若干动脉分支，将血液送入相应的器官。动脉再经多次分支，管径逐渐变细，血管数目逐渐增多，最终到达毛细血管，在此处通过细胞间液同组织细胞进行物质交换。血液中的氧和营养物质被组织吸收，而组织中的二氧化碳和其他代谢产物进入血液中，变动脉血为静脉血。此间静脉管径逐渐变粗，数目逐渐减少，直到最后所有静脉均汇集到上腔静脉和下腔静脉，血液即由此回到右心房，从右心房再到右心室，从而完成体循环过程。

2. 肺循环

肺循环自右心室开始。静脉血从右心室搏出，经肺动脉到达肺泡周围的毛细血管网，在此排出二氧化碳，吸收新鲜氧气，变静脉血为动脉血，然后经肺静脉流回左心房。左心房的血再入左心室，又经体循环遍布全身。这样血液通过体循环和肺循环不断地运转，完成了血液循环的重要任务。

（二）体育锻炼与运动性心脏

经常进行体育锻炼可使心脏发生良好的适应性变化，增强泵血功能，主要表现为运动性心脏增大。长期的体育锻炼或运动训练引起的以心室腔扩大与心室壁增厚为主要标志的心脏增大称为运动性心脏增大。这种增大伴有心脏射血功能的提高，又称运动员心脏。这是心脏对体育锻炼或运动训练生理适应的结果。

一般成年人的心脏质量为300克左右，优秀运动员的心脏质量为400～500克。运动员心脏具有项目特征。耐力性项目引起心脏增大的特征：耐力运动员（长跑、游泳、自行车、越野滑雪等）运动心脏的特征是心室腔扩大明显，伴有心室壁轻度增厚。这是因为这些项目的运动持续时间长，需要很高的心输出量，运动中肌肉收缩、舒张交替进行，有利于静脉血回流。长时间的作用，促使心室腔扩大，有利于增加每搏输出量，最大输出量也相应得到提高。

力量速度性项目引起心脏增大的特征：力量和速度型运动员（投掷、举重、摔跤、短跑等）心脏增大的特征是心室壁增厚，心室腔未见扩大。这是因为力量、速度型运动员在运动中由于肌肉持续强烈收缩或屏气，血管外周的阻力增加，心室壁增厚使心肌收缩力增强，收缩时可产生较大的压力以克服外周阻力，维持有效的搏出量。

四、呼吸系统基础知识

（一）人体的呼吸系统

呼吸系统是执行机体和外界进行气体交换的器官总称。呼吸系统的机能主要是与外界进行气体交换，呼出二氧化碳，吸进新鲜氧气，完成气体吐故纳新。

呼吸机能是通过三个连续的过程来实现的。①外呼吸：外界空气经呼吸道在肺泡与肺循环毛细血管内血液间的气体交换。②内呼吸：体循环毛细血管内的血液与组织细胞间的气体交换。③血液气体运输：肺循环毛细血管与体循环毛细血管间血液中的气体运输过程。详细过程如下所述：

1. 外呼吸

外呼吸是指外界空气与血液之间的气体交换过程，即通过呼吸运动与血液循环，肺泡内的空气与肺部毛细血管内的静脉血之间不断地进行气体交换，静脉血吸入氧，排出二氧化碳，变成含氧丰富的动脉血的过程。

2. 内呼吸

内呼吸是指组织内毛细血管血液与组织细胞之间的气体交换过程，也称组织呼吸。内呼吸过程中，氧由毛细血管血液进入组织液，二氧化碳则由组织液进入毛细血管血液。在组织中，气体交换的一般规律和在肺泡中一样。组织在代谢过程中不断耗氧并产生二氧化碳，组织内氧分压低于动脉血的氧分压，而二氧化碳分压高于动脉血的二氧化碳分压，因而氧由动脉血向组织扩散，二氧化碳由组织扩散入动脉血液。因此，在动脉血流经组织后，其氧含量降低，二氧化碳含量增加，血液由原来的鲜红色变成了暗红色，成为静脉血。

3. 血液的气体运输

血液的气体运输就是将肺吸入的氧经过动脉血运送到全身各组织细胞，又将各组织细胞所产生的二氧化碳运送到肺部。因此，血液的气体运输包括氧的运输和二氧化碳的运输两大功能。

（二）体育锻炼中呼吸的方式和方法

1. 呼吸的方式

呼吸运动主要依靠两部分呼吸肌的舒缩来完成，分别表现为胸腹两部位的活动。一是肋间外肌舒缩引起肋骨和胸骨运动，引起胸廓前后、左右径增大，表现以胸部活动为主；二是膈肌收缩，使胸廓的上下径增大，表现以腹部活动为主。吸气时，膈肌收缩，膈的隆起部下降，上腹部脏器如肝、脾等随之下降，于是前腹壁向外突出；呼气时则相反，前腹壁向内复位。以肋骨和胸骨活动为主的呼吸运动，称为胸式呼吸；以膈肌运动为主的呼吸运动，称为腹式呼吸。

（1）胸式呼吸

胸式呼吸又称肋式呼吸法、横式呼吸法。这种呼吸法单靠肋骨的侧向扩张来吸气，用肋间外肌上举肋骨以扩大胸廓。胸式呼吸时，只有肺的上半部肺泡在工作，占全肺4/5的中下肺叶的肺泡却在"休息"。这样长年累月地下去，中下肺叶得不到锻炼，易使肺叶老化，弹性减退，呼吸功能差，无法获得充足的氧，满足不了各组织器官对氧的需求，影响机体的新陈代谢，机体抵抗力下降，易患呼吸道疾病。

尤其是秋冬季节，老年人偶感风寒易发生肺炎。肺的退行性疾病多侵犯老年人的中下肺叶，这与胸式呼吸长期造成的中下肺叶废用有着密切关系。因此，胸式呼吸不利于肺部的健康。

（2）腹式呼吸

腹式呼吸可分为顺呼吸和逆呼吸两种，顺呼吸即吸气时轻轻扩张腹肌，在感觉舒服的前提下，尽量吸得越深越好；呼气时再将肌肉放松。逆呼吸与顺呼吸相反，即吸气时轻轻收缩腹肌，呼气时再将其放松。逆呼吸与顺呼吸的细微差别：舌尖轻轻顶住上腭。呼吸只涉及下腹部肌肉，即紧靠肚脐下方的耻骨区。吸气时轻轻收缩这一部位的肌肉，呼气时放松。呼吸在这种方式下会变得轻缓，只占用肺容量的一半左右。

腹式呼吸能够增加膈肌的活动范围，而膈肌的运动直接影响肺的通气量。研究证明，膈肌每下降1厘米，肺通气量可增加250～300毫升。坚持腹式呼吸半年，可使膈肌活动范围增加4厘米。这对于肺功能的改善大有好处，是老年性肺气肿及其他肺通气障碍的重要康复手段之一。

腹式呼吸的益处：①扩大肺活量，改善心肺功能。能使胸廓得到最大限度的扩张，使肺下部的肺泡得以伸缩，让更多的氧气进入肺部。②减少肺部感染，尤其是降低患肺炎的可能。③改善腹部脏器的功能。它能改善脾胃功能，有利于舒肝利胆，促进胆汁分泌。④通过降腹压而降血压。⑤对安神益智也有一定益处。

2. 呼吸的方法

体育锻炼能够全面增强体质，促进呼吸肌的发展，增强心肺功能。从生理学角度来讲，人体的呼吸运动是一种随意运动。在中枢神经系统的支配下，人们可以有意识地控制呼吸节奏，调节呼吸的深度和改变呼吸的方式，从而使机体保持良好的运动状态。健身运动中不但要注意改进技术动作，提高身体某些专项素质能力，也应该掌握正确的呼吸方法。

（1）注意口鼻同时呼吸

人体在安静状态和轻微活动状态下，对氧的需要较少，只用鼻呼吸就能得到满足，而且也符合卫生要求。但在剧烈运动时，人体对氧的需求较安静时增长了几倍甚至几十倍，此时如果仍用鼻呼吸，从外界摄取的氧量远远跟不上机体运动的需要，因而改为口鼻同时呼吸。这样机体便可以从外界摄取更多的氧，又能减少呼吸肌的负担，保证运动技术的完成。因此，在剧烈运动中特别是较长时间的紧张运动时，要强调口鼻同时呼吸。

（2）注意呼吸深度

少年儿童呼吸机能较弱，在运动中一般表现为呼吸频率快且呼吸深度浅。他们不善于掌握正确的呼吸，不注意呼吸的深度，在较长时间的紧张运动中，就会出现呼吸表浅而急促，影响了肺的换气量，胸部胀满难受，透气困难，影响运动成绩。然而，加大呼吸深度，特别是深呼吸有利于最大限度地满足机体对氧的需要，提高锻炼效果。

（3）注意呼吸与动作的配合

耐久跑的呼吸节奏一般是两步一呼、两步一吸，或三步一个呼吸周期，并保持呼吸的深度和均匀，这样跑得较为轻松；铅球投掷中通过适当憋气而最后用力，并在器材出手时采用爆发式呼气，其效果较不憋气要好；徒手操锻炼中，凡扩胸、伸展、两臂上举的动作，一般胸廓扩大，肺内压降低，此时应配合以吸气，而与其相反的动作，则配合以呼气。这样做有利于机体运动和呼吸机能协调合理地发展。

五、消化系统

消化系统（digestive system）是维持机体生存的重要器官系统之一。消化系统的主要功能是摄取、转运和消化食物、吸收营养和排泄废物。消化系统还具有外分泌、内分泌功能和防御作用。咽与口腔还参与呼吸和语言活动。

消化系统由消化管和消化腺两部分组成。

消化管贯穿胸腔和腹腔，是食物在体内的通道。消化管包括口腔、咽、食管、胃、小肠（十二指肠、空肠和回肠）和大肠（盲肠、阑尾、结肠、直肠和肛管）。临床上，通常将口腔至十二指肠部分称为上消化道，将空肠及其以下部分称为下消化道。

消化腺包括口腔腺、肝脏、胰腺和消化管壁内的小腺体。消化腺分为大消化腺和小消化腺两种。大消化腺为消化道壁外的独立的消化器官，包括大唾液腺、胰腺和肝脏。消化腺分泌消化液，通过酶的作用分解食物。

第二节　肌肉生理学基础

一、肌肉的基本结构

人体参加的任何活动，主要是在运动系统的帮助下实现的，没有运动系统的帮助，这些活动都无法完成。人体的运动系统主要由206块骨骼、600多块肌肉以及关节等构成。组成人体肌肉的基本单位是肌纤维，许多肌纤维排列成肌束，表面有肌束膜包绕，许多肌束聚集在一起构成一块肌肉。

肌肉的化学组成中大约3/4是水，1/4是固体物质（蛋白质、能量物质、酶等），同时肌肉中有着丰富的毛细血管网及神经纤维，保证肌肉的氧气和养料供应及神经协调。

肌纤维是一根长圆柱形细胞。每条肌纤维外面包有的一层薄膜称为肌膜，相当于细胞膜。肌膜内除肌浆外，中间有许多根圆柱状上面带有横纹的肌原纤维。肌原纤维由粗细不同的两种蛋白质微丝构成，粗微丝由肌球蛋白构成，而细微丝则是以肌动蛋白为主同肌钙蛋白和原肌球蛋白等共同构成。肌肉的收缩就是由这两种蛋白质微丝相对滑行实现的。

二、肌肉的分类

一般来说，人体的肌肉可以分为三大类，即骨骼肌、平滑肌和心肌，其中骨骼肌数量最多，约占人体体重的40%，如图2-5和图2-6所示。躯体运动，包括体育活动中各式各样的运动动作，都是由骨骼肌的活动来完成的；而内脏器官的活动，如胃肠道的运动和心脏的跳动，则分别由平滑肌和心肌的活动来实现。肌肉的活动是通过肌肉的收缩与舒张来进行的。肌肉在收缩与舒张过程中，产生张力和长度的变化，并牵引骨杠杆产生一定的位移运动或使之保持一定的位置，从而维持各种优美的身体姿势，并进行各种运动。

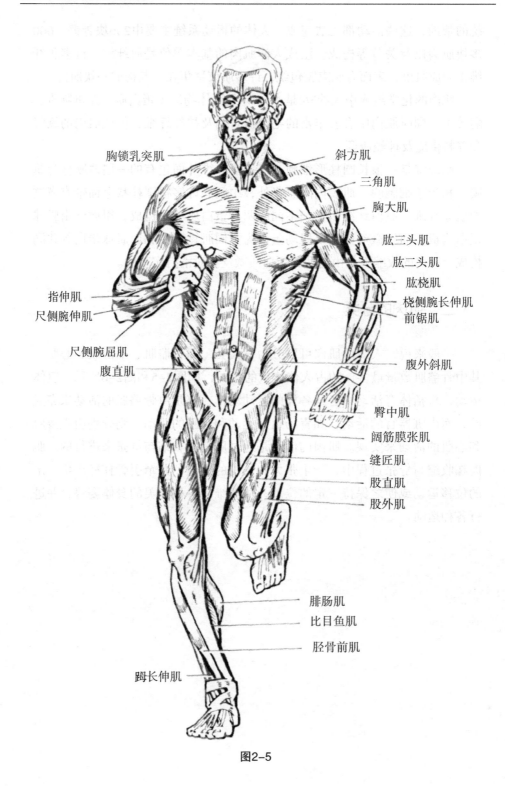

胸锁乳突肌

斜方肌

三角肌

胸大肌

肱三头肌

肱二头肌

肱桡肌

桡侧腕长伸肌

前锯肌

指伸肌

尺侧腕伸肌

尺侧腕屈肌

腹直肌

腹外斜肌

臀中肌

阔筋膜张肌

缝匠肌

股直肌

股外肌

腓肠肌

比目鱼肌

胫骨前肌

蹈长伸肌

图2-5

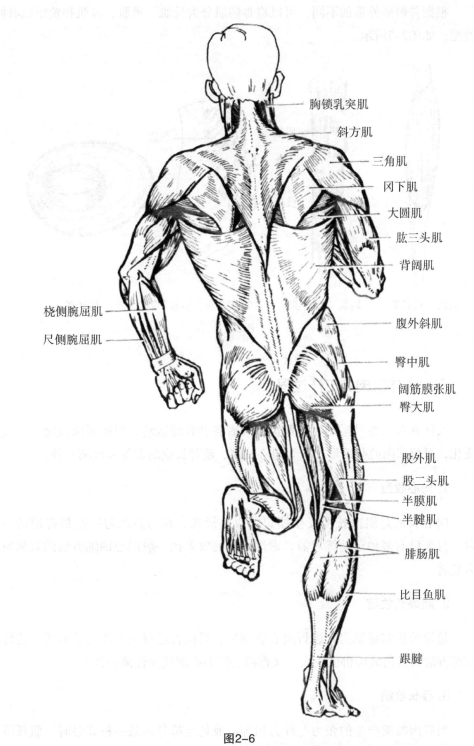

胸锁乳突肌

斜方肌

三角肌

冈下肌

大圆肌

肱三头肌

背阔肌

桡侧腕屈肌

尺侧腕屈肌

腹外斜肌

臀中肌

阔筋膜张肌

臀大肌

股外肌

股二头肌

半膜肌

半腱肌

腓肠肌

比目鱼肌

跟腱

图2-6

根据骨骼肌外形的不同，可以将骨骼肌分为长肌、短肌、扁肌和轮匝肌4种类型，如图2-7所示。

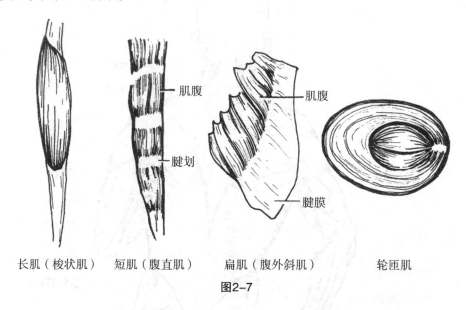

长肌（梭状肌）　　短肌（腹直肌）　　扁肌（腹外斜肌）　　　　轮匝肌

图2-7

三、人体肌肉的工作过程

人体在参与各种运动时，肌肉进行着各种收缩运动，根据肌肉收缩的长度变化，可将肌肉的收缩形式分为向心收缩、超等长收缩和等长收缩三种。

1. 向心收缩

向心收缩是肌肉长度发生缩短的收缩形式，在力量练习中是最普通的一种。目前已有多种运动练习器，锻炼力量的效果比一般向心训练方法的效果更为显著。

2. 超等长收缩

超等长收缩是肌肉先进行离心收缩后，紧接着进行向心收缩的形式，这种训练方法对肌肉锻炼价值较大，又称离心向心收缩或弹性离心练习。

3. 等长收缩

当肌肉收缩产生的张力与外力相等，或是维持身体某一种姿势时，肌纤维虽积极收缩，但肌肉的总长度没有改变，这种收缩称为等长肌肉收缩。肌肉处于等长收缩时，从整块肌肉外观看，肌肉长度不变，但实际上肌肉的收缩成分（肌纤维）是处在收缩中而使弹性成分拉长，从而整块肌肉长度保持不变。

第三节　神经生理学基础

一、感觉系统

（一）本体感受器

本体感受器是指接受身体本身活动刺激的末梢器官，主要分布在骨骼肌、肌腱、关节、内耳迷路、上位颈椎及皮肤等处，可感受机体本身运动引起的机械应力刺激以及触摸、挤压、牵拉、放置、振动、拍打、摩擦等刺激，其反射弧受中枢神经系统的调控，其反射活动具有调整肌肉长度和力度、感知肢体相对位置和整个身体在空间位置的功能，并最终达到维持姿势和调控运动的目的。

骨骼肌内有两种本体感受器，即肌梭和高尔基腱器官，它们在维持肌张力和协调运动方面起主要作用。关节感受器主要是感知运动觉和位置觉。前庭器官和颈感受器主要起调整姿势反射、维持平衡的作用。皮肤感受器具有外感受器和本体感受器的双重作用，既能向感受皮层传入信息，又能用体表信息直接参与调节身体的反射活动。脑组织病损后，双侧身体感觉输入异常，可能出现双侧半球感觉整合能力的障碍。

物理治疗中的神经肌肉易化技术（proprioceptive neuromuscular facilitation，PNF）常使用刺激本体感受器的方法，利用正确的感觉传入来调整肌张力，提高肌肉的随意控制能力，如肌张力低下时用快速拍打皮肤或肌肉的方法，促进骨骼肌收缩；或沿骨骼轴线反复地挤压关节，刺激关节和皮肤感受器，促进 α 运动神经元兴奋，改善肌张力及对运动的控制。

（二）痛觉和温度觉感受器

痛觉和温度觉均有独立的感受器。依据功能可分为三种：①机械型；②机械温度型（对温度刺激和机械刺激起反应）；③多型（对机械、温度和化学致痛物质的刺激都敏感）。刺激程度的变化可影响其反应性。

物理治疗中常用施加感觉刺激的方法如温度刺激（温热或冰敷）、机械刺激（如刷擦、挤压），通过调整刺激种类、强度和频率，来兴奋或抑制肌肉的兴奋性，诱导所期待的运动形式出现；有的还考虑视觉及精神心理对感觉输入的影响，通过加大多种感觉的刺激输入来换取运动的输出，称为"多种感觉刺激疗法"。

二、反射活动

反射是指在中枢神经系统参与下，机体对内外环境刺激的规律性应答。反射活动的结构基础为反射弧，由感受器、传入神经、神经中枢、传出神经和效应器组成。反射呈一定模式，在中枢被整合，影响运动。反射弧中的中间神经元数目愈多，兴奋通过反射弧就越慢，通路越复杂。

（一）脊髓水平的反射

脊髓反射主要作用是抵抗重力，支持身体维持姿势，逃避伤害性刺激。正常时它受高位中枢的抑制，不易表现，一旦切断与高位中枢的联系，则脊髓中枢活性增高，脊髓反射易表现出来。

1. 牵张反射

牵张反射（stretch reflex）是指骨骼肌受到外力牵拉使其伸长时，引起牵扯的同一肌肉收缩的反射，它包括腱反射（位相性牵张反射）和肌紧张（紧张性牵张反射）两种，感受器为肌梭和高尔基腱器官。

（1）肌梭在反射中的作用

肌梭是一种感受肌肉长度和牵张速率变化的梭形感受装置，位于梭外肌纤维之间，呈"并联"分布。肌肉受牵拉时，肌梭产生冲动沿Ia纤维进入脊髓，与α运动神经元形成单突触联系，产生位相性的动态反射（腱反射），使骨骼肌发生收缩；也可产生紧张性的静态反射（肌紧张）。Ia的传入冲动还可以通过Ia纤维的侧支与中间神经元连接，与其他协同肌、拮抗肌运动神经元形成联系以兴奋协同肌，抑制拮抗肌，称为交互抑制。

由次级感觉末梢（Ⅱ类传入纤维）传入的反射通路为多突触性。肌肉受牵拉时，反射可在同侧或对侧。冲动的传导速度缓慢持久，可扩散到不同脊髓节段的前根，如偏瘫患者的屈（伸）肌的共同运动、肌张力障碍等与次级感觉末梢受刺激出现的病理反射有关。冲动还能沿脊髓上行至脑干网状结构，再返回使反射增强。正常情况下，单纯的共同运动、增强反射及伴同收缩不易见到，主要表现为各屈伸肌群协同反射的总和。次级感觉末梢引起的牵张反射属静态紧张性的，主要为抗重力的肌紧张，在高位中枢的控制下维持全身肌肉的正常张力和躯体的姿势。当高位中枢病损时，肌紧张先丧失（肌肉弛缓），随后亢进（痉挛），表现为上肢屈曲下肢伸直的典型痉挛模式。

（2）腱器官在反射中的作用

腱器官呈"串联"分布在肌肉肌腱结合部，是感受肌张力变化的装置。当肌收缩时，肌梭放电减少或停止，腱器官的放电却增加，它对肌肉的强力主动收缩敏感，通过Ib纤维传入冲动，抑制 α 和 γ 运动神经元，调整肌张力不至于过高，具有防止因牵拉造成肌肉损伤的作用，称为反牵张反射。

（3）γ 运动神经元对肌梭活动的调节

肌梭的活动主要受在上位中枢控制下的 γ 运动神经元的控制。Rood和Bobath主张刺激皮肤或关节感觉，来易化或抑制肌肉的收缩活动，提高中风病人对随意肌的控制能力，其中诱发肌梭运动反射是作用机理之一。

2. 屈肌反射

皮肤感受器受到刺激时可以引起一个屈曲反射（关节的屈肌收缩），称为屈肌反射（flexor withdrawal）。屈肌反射有避免伤害刺激的保护作用；当刺激达到一定强度时，可引起对侧伸肌反射（crossed extension），它属于姿势反射中的一种，在行走、跑步时具有支持体重的作用。

3. 节间反射

脊髓动物上下肢活动常常表现一定程度的协调性，称为节间反射。如牵拉近端关节屈肌可引起同侧肢体的反射性屈曲，当快走、跑步时该反射较明显。偏瘫患者的共同运动、联合反应与节间反射有关。

4. 联合反应

联合反应（associatedreaction）指失去高位中枢对运动的随意控制所释放的

反应，主要表现在偏瘫患者痉挛期，是较为原始的异常张力性反射，即健侧肢体做抗阻运动时，可诱发出瘫痪侧肢体肌张力增高（多为共同肌的收缩）或不自主运动，其关节运动多为共同运动形式。如健侧上肢屈肘时可引起患侧上肢屈曲反应；健侧下肢屈曲时容易引起患侧下肢的伸展反应。如果左右侧表现为相同运动模式，一般称为对称性联合反应，不同时称为相反性联合反应。

5. 共同运动

共同运动（synergy movement）是指肢体在做随意运动时不能做单个关节的分离运动，只能做多个关节的同时运动。它是脊椎水平的运动形式，它的起动可由意志支配，但其运动形式是固定的多关节同时运动的模式，不能依主观意志支配单个关节的运动。因此，共同运动包括随意性和不随意性两个方面，其形成机制与脊髓的节间反射有关。共同运动分为屈曲型和伸展型。

联合反应和共同运动为脊髓水平的低级反应及运动形式。正常人由于高位中枢对脊髓有抑制作用而被掩盖，一般来说，只有在大脑皮质及其他高级中枢对低位中枢的抑制力及对运动的控制力丧失时，才使二者表现出来，为中枢性瘫痪的特征表现之一。

（二）延髓脑桥水平的反射

为了维持姿势，必须对来自四肢躯干的本体感觉和前庭及视觉系统的信息进行中枢性整合，这种整合主要发生在脊髓和脑干，并且受小脑和大脑皮质的控制。

1. 阳性支持反应

延髓动物的一侧足底及跖趾关节接触地面时，立即引起该侧下肢强直。因此，在偏瘫早期摆放体位时，已不提倡让患者足蹬足底板的做法，以防止因足底刺激强化患者的下肢伸肌痉挛。

2. 颈紧张反射

该反射主要是维持各种姿势，调整四肢躯干肌张力的变化。在除去动物迷路或切断听神经后可出现。

（1）对称性紧张性颈反射（symmtric tonic neck renex，STNR）

头后仰时，上肢伸肌紧张性增加，下肢伸肌紧张性降低（前肢伸展后肢屈曲）；头前俯时，上肢伸肌紧张性降低，下肢伸肌紧张性增加（前肢屈曲后肢伸展）。

（2）非对称性紧张性颈反射（asymmetric neck reflex，ATNR）

颈扭曲时，下颌所指一侧上肢伸，对侧上肢屈。

这类反射可在成人偏瘫时出现，如站立位低头可诱发下肢伸肌痉挛（STNR作用）；面部转向健侧时，则患侧屈肌紧张（ATNR作用）。

3. 紧张性迷路反射

紧张性迷路反射是由头部位置的改变而诱发出来的。该反射源于内耳迷路器官，整合于脑干水平。仰卧时，全身伸肌张力增高。头向后仰，脊柱伸直，肩后缩，四肢以伸肌模式伸展。俯卧时，全身屈肌张力增高。

如果患者有严重的痉挛，尤其是下肢痉挛，可能只有伸肌张力减低。因为该反射是头部在空间的相对位置引发，其作用也可见于站位和坐位。

如果患者伸颈，头后仰，则腿的伸肌张力增高。脑卒中早期的抗痉挛体位不提倡仰卧位，Bobath、Brunnstrom等人主张利用姿势反射调整肌张力，改善动作或姿势，其方法的机理与上述反射密切相关。

4. 抓握反射

通过压迫刺激手掌或手指腹侧（本体感受器和触觉感受器），引起手指屈曲内收活动，称为抓握反射。正常人随意抓握出现后，该反射逐渐消失。

脑瘫、偏瘫患者可以出现该反射，如在患侧手掌放置东西时，可出现腕关节手指屈曲倾向，因此现已不提倡脑卒中早期手握毛巾卷的做法。有时患者在主动伸展手指时，经常伴有较强的抓握反射，导致手中物体无法松开。

（三）中脑水平的反射——翻正反射

当人或动物的正常体位被破坏时，通过一系列协调运动将体位恢复常态的连锁反射称为翻正反射。如将猫处于仰卧或侧卧位时，它会很快地翻正过来，这是翻正反射活动。

翻正反射活动的顺序是，先是头部的位置变化刺激了迷路感受器，反射性地引起颈部扭转（头翻正反射活动）、颈肌本体感受器接受刺激后，又进一步引起身体前部的翻正，前部的翻正又相继引起后部身体的翻正（身体翻正反射）。

翻正反射的中枢在中脑，通过视觉也可引起翻正反射。因为视觉能感知机体在空间的位置。大脑皮质可以调节翻正反射。在体育运动中，很多动作是在翻正反射的基础上形成的运动技能。如跳水运动员的空中转体动作，常运用翻正反射来完成跳水技能。翻正反射可分为以下四个方面。

1. 迷路翻正反射

通过迷路接受空间感觉而诱发的反应。与躯干位置无关，当遮住双眼，切断颈髓后根，只要迷路正常，头就能调整至正常位置，可保持终生。

2. 颈翻正反射

头向任何方向转动时，都会刺激颈本体感受器，由此伴发一连串躯干的反射性运动称为颈翻正反射。

3. 躯干翻正反射

即使头部位置不正常，但躯干亦能力图保持正常的反射称为躯干翻正反射。其通过体表触觉刺激而诱发非对称性反射。

如仰卧位时被动地使头向一侧转动且保持该状态，躯干节段也会按着颈、胸及腰部顺序随之转动，完成翻身动作。

4. 视觉翻正反应

如将动物两侧迷路破坏，通过视觉，头部可保持正常位置的反射，如将双眼遮住就不易保持头的正常位置。

康复医疗中可借助翻正反射顺序训练床上翻身动作及调整姿势、保持平衡、改善起坐、站立等日常生活动作。

（四）大脑水平的反射——平衡反应

人体在维持各种姿势和完成各种动作时，需要感知自身姿势，将运动的本体感觉、视觉及触觉的信息在中枢神经系统中整合处理，再对全身肌张力进行不断调整。大脑水平的反射活动从出生后6～18个月内出现，并且终身保持。

大脑水平的平衡反应有以下三个方面。

1. 降落伞反应

人在垂直位置急剧下落时，四肢外展、足趾展开，呈现与地面扩大接触的准备状态。该反应称为降落伞反应。

2. 防御反应

在水平方向上急速运动时产生的平衡反应，包括坐位反应、立位反应、膝立位反应等。

3. 倾斜反应

人在支持面上取某种姿势，当改变支持面的倾斜角度时诱发出躯体的姿势反应称为倾斜反应。

三、神经功能恢复的理论基础

功能恢复是指机体造成功能障碍后，功能的缺陷随着时间的推移而自发地或在外界因素的影响下逐步减轻的现象。多个世纪以来都认为中枢神经系统损伤后功能不再恢复。近十多年来，大量证据使人们认识到成人的中枢神经系统损伤后在结构和功能上具有重组和可塑能力，以至于使损伤后的功能恢复成为可能，这些成为近代中枢神经疾病或损伤后康复的依据。研究发现，能影响中枢神经损伤后恢复的重要因素有如下三种：

（一）自发恢复机制

自发恢复是指神经系统损伤后不论治疗与否，均可自发地出现一定程度的恢复，在发病后数日至3个月内出现，一般不超过半年。

1. 化学性因素

（1）神经生长因子（NGF）

1952 年由Levi Montal Cinir等发现。NCF的作用是：可促进受伤后神经元的生长与发育，保护神经元，减轻神经毒的损害作用，增加受伤后神经元的存活，促进周围神经细胞增殖出芽。

（2）成纤维细胞生长因子（FGF）

1974年由Cospodarowicz发现并命名。FGF有神经营养作用，促进两栖类动物失去肢体再生作用，促晶体再生作用，促进创伤愈合的作用。

（3）神经节苷脂（G）

神经节苷脂是固定在细胞膜内的脂类和在神经外表面的诞酸残基的糖类部分组成的一族分子。神经节苷脂集中于脑细胞的表面，可减轻细胞水肿，减少膜K^+、Na^+-ATP酶活性的丧失，使细胞膜结构相对完好，限制了中枢神经损伤范围，降低了死亡率，为以后的恢复提供了良好的条件。

（4）谷氨酸（GA）受体拮抗剂

谷氨酸是一种影响中枢神经细胞损伤后恢复过程的中枢神经递质。正常情况下，在脑内含量很高，它参与感觉信息处理，运动协调和学习记忆等认知过程。谷氨酸主要存在于胞内，但胞外浓度不高。脑缺血、缺氧时，钙离子大量流入胞内，钾离子大量自胞内流出，破坏细胞内离子稳定，增加突触前膜囊泡中谷氨酸的释放，当谷氨酸含量超过8倍时即可造成神经元损害因而使用胞外谷氨酸受体拮抗剂和谷氨酸释放抑制剂来对抗谷氨酸等的神经毒作用，可减轻继发性神经死亡。

2. 神经解剖方面的因素

（1）病灶周围水肿的消退

CT证实，病灶周围水肿可持续6天之久，当然主要是前几天或几周较为严重。

（2）血管的自发再沟通

急性发病后，伤区及其周围的血管常受局部一些化学因素的影响，发生反射性痉挛，甚至完全闭锁，几小时或几日后重新沟通。

（3）侧支循环的形成

正常情况下颅内有些侧支是不通血的，如脑底动脉环就有此现象，但在发病后，这些不开通侧支开放，往往使一些患者的血液循环有所恢复。

（二）非自发恢复机制

当高级中枢神经的功能出现缺损后，呈现低级中枢活动增强，表现为脊髓控制的联合运动和共同运动的出现，是一些异常的运动模式，以异常的姿势反射和痉挛为基础。这些异常运动模式的出现主要是由于高级神经中枢损伤后，失去或减弱了对低级中枢的控制，从而使低级中枢的活动释放出来。

（三）影响中枢神经可塑性的因素

脑的可塑性是指脑在结构和功能上有修改自身以适应改变了的现实能力。脑的可塑性是中枢神经病损恢复的形态学和生理学等方面的基础，可塑性高则神经细胞功能的易变性高，损伤后更易恢复。脑的可塑性与下列因素有关。

1. 神经解剖学方面

（1）突触发芽

突触发芽是指从未受损伤的神经细胞的树突或轴突中向受损伤的神经细胞生长新芽，并建立起新的有功能的突触联系。

（2）离子通道的改变

正常情况下，传导是通过郎飞结处跳跃进行的。神经损伤发生脱髓鞘后，这种跳跃式的传导，就变为在脱髓鞘轴突上连续性的传导，人膜的电流不是跳跃式而是连续式分布。这种传导方式在脱髓鞘后1～6天开始，其速度只有正常跳跃式的1/（20～40）。

（3）一侧半球代偿

人的中枢神经系统的代偿能力是巨大的，在切除大脑半球的520克组织以后，人仍能保留步行在内的大量的运动控制。这在临床上切除大脑半球于治疗癫痫时得到证实。

（4）行为代偿

认为中枢神经损伤后，功能恢复并不必要复原伤前见到的行为，而是可以通过学习发展出一种能达到相同目的新的，甚至是异常的行为，这种行为同样可以减轻因损伤而形成的缺陷。

2. 神经生理学方面

（1）功能转移

研究证明，两侧大脑半球的对应部位可以"互替"，具有相互代偿能力。例如一个正常右利手的人，语言中枢在左半球，右半球不承担言语功能，但通过脑功能治疗，可训练这种人让右半球来完成这种功能。

（2）次要通路的开通

次要通路的开通是指中枢神经系统内每个神经细胞均通过突触与其他众多的神经细胞连接起来而构成神经网络，但平时多数连接通路处于被抑制状态。当主通路损伤时，则旁侧通路被激活启用，发挥主通路作用。

3. 神经病理方面

在神经病理方面主要是失神经过敏的出现，即在失神经支配后，突触后细胞对其神经化学递质的敏感性增高。目前认为失神经过敏的作用包括：维持失神经后组织一定的兴奋性，使组织对神经再支配易于发生反应，使合适的神经易于长芽，形成突触，引起组织或器官的自发活动，减少失神经支配组织的萎缩和变性。

第四节　长期制动或卧床的不良效应

卧床或制动是临床和康复医疗的保护性治疗措施，然而临床应用该措施时往往忽视了其负面效应。卧床或制动是导致继发性功能障碍的重要原因，有时其并发症比原发病危害更大，涉及一个或多个器官和系统的功能障碍。长期卧床或制动常引起废用综合症（disuse syndrome）是指长期卧床不活动或活动量不足、制动及各种刺激减少而引起的以生理功能衰退为主要特征的症候群。长期卧床或制动会对机体产生下述不良生理效应。

一、对中枢神经系统的影响

患者长期制动以后，由于感觉输入减少，可以产生感觉异常和痛阈下降。

患者因与社会隔离，感觉熟人减少，加之原发疾病和外伤的痛苦，易产生焦虑、抑郁、情绪不稳和神经质，或出现情感淡漠、退缩、易怒、攻击行为，严重者有异样触觉、运动觉、幻视与幻听；认知能力下降，判断力、解决问题能力、学习能力、记忆力、协调力、精神运动能力、警觉性等均有所障碍。

二、对心血管系统的影响

（一）心率变化

长期卧床者基础心率增加。卧床开始2个月内，基础心率每天增加0.5次/分，绝对卧床10天者，基础心率可增加12～23次/分。基础心率是否稳定，直接影响冠状动脉的血流量，因为冠状动脉的灌注主要在心脏搏动的舒张期。基础心率加快，舒张期缩短，冠状动脉灌注减少，可能导致心动过速，加重和出现心绞痛。长期卧床引起的心率加快主要与血容量和每搏输出量减少、自主神经功能失调（迷走神经张力下降或交感神经张力增强）有关。

（二）血容量变化

直立位时血液流向下肢，这是血管内血液静压的结果。卧位时此静压解除，这些"多余"的血液从下肢流向胸腔，中心血容量增加，导致右心负荷增加，压力感受器刺激增强，利尿素释放增加，肾滤过率增加，尿量增多，结果血浆容量减少。卧床1～2小时，血容量减少明显，24小时血容量可降低5%，14日降低20%。长期卧床患者的心脏对体液重新分布的反应在早期和后期有所不同。长期卧床患者血小板聚集、动脉血流速度降低、下肢血流阻力增加，血液的黏滞度增高，增加静脉血栓形成的危险性。

（三）血栓形成

长期卧床容易形成静脉血栓，卧床时间越久，发生率越高。长期卧床后血容量减少，但血液中有形成分并不减少，血细胞比容增高，血液黏滞度增加；卧床时"肌肉泵"作用降低，静脉血管容量增加，血流速度减慢；血小板活性和血纤维蛋白原水平增高，这些都是诱发血栓形成的危险因素。长期卧床最常引起深静脉血栓、血栓性脉管炎和肺栓塞。

（四）体位性低血压

长期卧床的患者易发生体位性低血压，患者由卧位转为直立位时血压明显下降，出现头晕、恶心、出汗、心动过速，甚至晕厥；卧床数日后便可出现体位性低血压的症状。其发生机制有：①由于重力的作用血容量从中心转到外周，即血液由肺和右心转向下肢；②交感肾上腺系统反应不良，不能维持正常血压。

（五）心功能变化

长期卧床者，血容量降低、下肢静脉顺应性增加、肌肉萎缩导致肌肉泵的作用降低等因素均可使心室充盈量下降，每搏输出量减少，心功能降低；另外，卧床可影响红细胞中酶的活性，也使氧运载和使用效率下降。

三、对呼吸系统的影响

长期卧床或制动对呼吸系统的影响主要是肺通气功能减退和发生坠积性肺炎。

（一）肺通气功能减退

长期卧床导致肺潮气量、每分通气量及肺活量减少，呼吸变浅，呼吸频率增加，最大呼吸能力减弱。非瘫痪患者不进行呼吸体操时，卧床数周后肺最大通气量和肺活量可下降25%～50%。肺通气功能减退的主要原因是肌无力。长期卧床，全身肌力减退，呼吸肌肌力也下降，加之卧位时呼吸阻力增加，不利于胸廓扩张，故呼吸运动受限制，肺通气功能减退。

（二）坠积性肺炎

长期卧床，支气管纤毛的功能下降，加以咳嗽肌无力和卧位不便咳嗽，使呼吸道分泌物不易排出，黏附于支气管壁，容易形成坠积性肺炎。肺栓塞则是下肢静脉血栓形成的并发症。

四、对运动系统的影响

（一）对骨骼肌的影响

肌肉如果被固定一段时间，肌肉的大小、结构、生理特性和代谢特性均会发生变化。肢体由于疼痛限制活动而产生的肌肉失用也会发生与固定类似的变化。而悬挂肢体或失重状态也可以产生肌肉失用。被固定和失用的肌肉由于缺乏中枢神经系统的兴奋冲动，肌肉组织不能产生正常的收缩力和改变本身的长度，表现为活动受限或者收缩力丧失。

肌肉固定所出现的第一个变化是肌肉萎缩，即整个肌肉的重量下降。肌肉重量的下降是非线性的，固定后早期肌肉重量的下降最快，指数呈下降趋势。

由于肌肉收缩力的大小与其横截面积的大小有关，萎缩的肌肉表现出肌肉收缩力的下降。固定和失用不仅降低了肌肉的体积，也降低了肌肉长时工作的能力，即增加了肌肉的易疲劳性，如能量供应下降、血乳酸浓度升高、脂肪利用能力和有氧代谢能力降低。

肌肉固定后所引起的变化与其被固定时的长度有关。在无牵拉状态下固定的肌肉产生的萎缩和收缩力下降较肌肉在牵拉下固定的变化大得多。处于拉长状态下被固定的肌肉，收缩力和横截面积降低较多，然而肌肉体积的改变却较小，这是由于肌肉处于被拉长状态时，肌纤维内合成了新的收缩蛋白，同时在已有的肌原纤维上也有新的肌小节增加，肌纤维面积的缩小被增加的肌小节数量所抵消。肌肉被固定在缩短位置时，对被动牵拉可以产生更大的张力。由此可见，肌肉被固定后，其伸展性是限制关节活动的一个因素。

在肌肉固定的最初数小时里肌肉内蛋白质的合成速率下降。激素水平在肌肉固定的早期发生变化，固定的肌肉对胰岛素的敏感性降低明显。因此，葡萄糖进入肌细胞中更加困难。固定肌肉后，皮质类固醇水平的升高可降低肌肉中蛋白质的合成。长时间卧床者，由于肌肉局部血流量的减少及其运氧能力的降低而造成肌肉缺血、缺氧，直接影响糖代谢过程，使有氧化活动减弱，无氧酵解活动加强。肌肉蛋白质代谢的变化表现为蛋白质合成减少而分解增加，导致蛋白总量的下降。在卧床的早期，骨骼肌钙离子的变化主要是肌浆网对钙离子的摄取和释放增加，将直接影响骨骼肌的收缩功能。健康人石膏固定肘关节4周后，前臂周径减少5%；制动后的5～7日，肌肉重量下降最明显。组织学观察显示，制动7日时肌纤维间结缔组织增生，肌纤维变细、排列紊乱；电镜下可见线粒体肿胀明显，有结晶体形成。

（二）对韧带的影响

固定后，关节出现僵直，导致滑膜粘连，纤维连接组织增生。关节挛缩是由于新生胶原纤维形成纤维内粘连，妨碍韧带纤维平行滑动所致。韧带的特性也受到固定的影响，兔膝关节固定9周后股骨、内侧副韧带、胫骨复合体的特性急剧减弱，复合体的拉伸载荷只有对照组的33%，断裂吸收的能量只有对照组的16%。固定后，内侧副韧带的弹性模量和极限拉伸强度均有所下降。关节重新活动可使股骨、内侧副韧带、胫骨复合体和股骨、前交叉韧带胫骨复合体的结构特性由固定后的结果发生缓慢的逆转；1年后，上述两复合体的极限载荷和断裂时的能量吸收已达对照组的80%～90%。内侧副韧带本身的力学特性在内固定解除9周即恢复正常。这表明，韧带附着处力学特性的恢复要比韧带本身恢复慢，固定数周则需要数月的时间来进行活动以恢复正常。固定可明显降低骨-韧带-复合体的结构特性和韧带的力学特性，同时明显减少附着区的结构特性。韧带本身的力学特性在解除固定后较短的时间内即可恢复到对照组水平，而附着区要恢复到以前的强度和力量则需要更长的时间。在这一时期，复合体仍为薄弱环节，易发生撕脱损伤。

（三）对关节的影响

骨代谢主要依赖于日常的加压和牵伸，站立位的重力使骨受压，肌腱的作用在于牵伸，以上两力直接影响到骨的形态和密度。相关研究证明，沿长骨纵轴的压力减小是骨质疏松症的主要原因。长期制动，骨骼将发生一些变化，如开始骨吸收加快，特别是骨小梁的吸收增加。骨皮质吸收也很明显，稍后则吸收减慢，但持续时间很长。常规X线摄片不能观察到早期的骨质疏松，骨密度下降40%时方有阳性发现。而骨扫描则较敏感，由于骺端的血流增加而使该部位骨质疏松的检出率明显增加。长期制动可产生严重的关节退变，关节周围切带的刚度降低，强度下降，能量吸收减少，弹性模量下降，肌腱附着点处变得脆弱，韧带易于断裂；关节囊壁的血管、滑膜增生，纤维结缔组织和软骨面之间发生粘连，出现疼痛；继而关节囊收缩，关节挛缩，活动范围减小。关节囊的缩短和关节制动于一定位置，使关节软骨接触处受压，关节软骨含水量下降，透明质酸盐和硫酸软骨素减少。慢性关节挛缩时，关节囊内和关节周围结缔组织重构，软骨变薄，血管增生，骨小梁吸收。

通过制动和应用支具可减少关节的负荷和运动，但可导致关节软骨的萎缩和退变。应用外固定后缺乏正常活动的关节，如两个相对关节面的关节，可导致接触面的软骨退变和损伤。其破坏的程度取决于负荷的大小和持续时间。强制制动关节的非接触面的变化有纤维化、蛋白多糖合成减少、蛋白多糖的形态改变，这些变化部分是由于通过关节滑液扩散的营养物质减少的原因。应用支具或绷带固定时，关节运动部分受限，与强制固定相比关节软骨的损害较轻。除关节软骨组成的改变外，制动时关节软骨的机械性能也受到损害，压缩时液体的流量和软骨的变形增加，但拉伸特性没有改变，这说明当关节运动和负荷降低时对蛋白多糖的影响比对胶原的影响大。这些生化与力学的改变，部分可因关节制动的解除和恢复活动而逆转，但会因制动时间过长和程度的增加而降低恢复的效果。

五、对消化系统的影响

长期卧床及病痛对患者消化系统的影响：

一是可减少胃液的分泌。胃内食物排空的速率减慢，食欲下降，造成蛋白和碳水化合物吸收减少，产生一定程度的低蛋白血症。

二是胃肠蠕动减弱。食物残渣在肠道内停留时间过长，水分吸收过多而变得干结，引起排便困难，造成便秘。

另外，卧床使用便盆困难和排便习惯的改变也是造成便秘的原因。

六、对泌尿系统的影响

长期卧床对泌尿系统的影响主要是引起尿路结石、尿潴留和尿路感染。

（一）尿路结石

尿排出钙磷增加、尿潴留、尿路感染是尿路结石形成的三大因素。尿路结石主要有两大类，一类为草酸结石，另一类为磷酸镁铵结石，高钙尿症和高磷尿症为两类结石的形成提供了物质基础。

（二）尿潴留

卧位时不易产生腹压，不利于膀胱排空；腹肌无力和膈肌活动受限、盆底肌松弛、括约肌与逼尿肌活动不协调等，都是引起尿涨留的原因。

（三）尿路感染

尿潴留使产生尿素酶的细菌高度繁殖，分解尿液产生的氨，使尿液pH值升高，促进钙和磷的析出和沉淀，为结石的形成提供条件。结石形成以后，尿路感染的机会大大增加。结石的形成还降低了抗菌药物的治疗作用，使尿路感染反复发作。如此形成感染—结石—感染的恶性循环。

七、对皮肤系统的影响

制动可使皮肤及其附件产生萎缩和压疮，皮下组织和皮肤的坚固性下降。食欲不佳和营养不良加速了皮下脂肪的减少和皮肤的角化。皮肤卫生不良导致细菌和真菌感染以及甲沟炎。大面积压疮使血清蛋白质尤其是白蛋白减少，血清蛋白质减少使组织渗透压下降，加速了液体向细胞间渗出，引起下肢皮肤水肿。

八、对代谢和内分泌的影响

长期卧床患者往往伴有代谢和内分泌的障碍，其出现较肌肉骨骼和心血管系统并发症为晚，但恢复也较迟，往往在心血管功能开始恢复时，代谢和内分泌变化才表现出来。这些变化除与不活动有关外，也可能与原发伤病有关。

（一）负氮平衡

制动期间抗利尿激素的分泌减少、产生多尿，尿氮排出明显增加，加上制动引起的食欲下降所造成的蛋白质摄入减少，可出现低蛋白血症、水肿和体重下降。氮排出增加开始于制动的第4~5日，在第2周达到高峰，并一直持续下去。患者卧床3周所造成的负氮平衡可以在1周左右恢复，但卧床7周造成的负氮平衡则需要7周才能恢复。

（二）内分泌变化

抗利尿激素在卧床后的第2～3日分泌开始下降，肾上腺皮质激素分泌增高，雄激素水平降低；糖耐量降低，血清胰岛素和前胰岛素C肽同时增高，在制动1个月后达到高峰，这种情况不是胰岛分泌减少，而是胰岛素的利用下降。血清甲状腺素和甲状旁腺素增高或不稳是造成高钙血症的原因之一。

（三）水、电解质改变

高钙血症是制动后常见而又容易忽视的水、电解质异常，在骨折固定或牵引而长期卧床的儿童中，高钙血症的发生率可达50%。患者卧床休息4周左右可以发生症状性高钙血症，其早期症状包括食欲下降、腹痛、便秘恶心和呕吐；进行性神经体征为无力、低张力、情绪不稳、反应迟钝，最后发生昏迷。

第三章　常规运动治疗技术

第一节　维持与改善关节活动范围的训练

一、基本概念

（一）关节活动范围

关节活动范围（range of motion，ROM），是指关节运动时通过的最大运动弧或最大转动的角度。分为主动关节活动度（AROM）和被动关节活动度（PROM），前者是指作用于关节的肌肉随意收缩使关节运动时通过的运动弧；后者是指由外力使关节运动时通过的运动弧。

（二）关节活动范围训练

关节活动范围训练，是指利用各种方法以维持和恢复因组织粘连或肌痉挛等多种因素引起的各种关节功能障碍的运动疗法技术。

二、限制关节活动范围的因素

限制关节活动范围的因素包括正常的生理性因素和病理性因素。

（一）正常的生理性因素

生理性因素主要包括：骨性限制、软组织的限制、韧带的限制和肌肉的张力以及失神经支配等。

1. 骨组织的限制

如伸展肘关节时，会因关节形态而有骨与骨的接触，限制肘过伸。

2. 软组织相接触

如髋膝关节屈曲与胸腹部相接触影响髋膝关节的过度屈曲。

3. 关节的韧带张力

关节韧带强，则活动的幅度就小，例如髋伸展受髋部韧带的限制，伸膝时会受到前交叉韧带、侧副韧带等的限制。

4. 关节周围组织的弹性情况

关节囊薄而松弛，关节的活动度较大，如盂肱关节与胸锁关节同属轴关节，但因关节囊松紧不同而关节活动度不同，前者较为灵活。

5. 拮抗肌的肌张力

如髋关节的外展动作受到内收肌张力的限制，使其不能过度外展；同样，髋屈肌会限制髋部的伸展动作。又如，在膝关节伸展位进行屈髋将受到腘绳肌的限制。

（二）病理性因素

病理性因素主要包括：神经肌肉的痉挛、关节内异物、骨性关节炎等。

1. 神经性肌肉挛缩

主要包括反射性挛缩、痉挛性挛缩、失神经支配性挛缩。

（1）反射性挛缩

为了减少疼痛，长时间将肢体置于某一种强制体位造成的挛缩。

（2）痉挛性挛缩

中枢神经系统原因所致的痉挛性疾患，因肌张力亢进造成的挛缩为痉挛性挛缩。例如关节的主动肌进行运动时，因拮抗肌不能放松而将限制关节的运动范围。

（3）失神经支配性挛缩

因末梢神经疾患，肌肉失神经支配所致的弛缓性瘫痪造成的挛缩。由于肌张力低下，患者身体在抗重力、阻力的情况下不能完成某种动作，因此将影响关节的主动运动，不能达到全关节的活动范围。

2. 关节内异物

如关节外伤后，关节腔内纤维软骨撕裂，使关节内产生异物，造成关节活动受限。

3. 粘连组织的形成

发生于关节内、关节周围软组织的粘连以及引起该关节活动的主要肌肉的粘连。例如，关节组织受损伤后，大量的浆液渗出，局部出现胶原纤维，导致粘连形成，又因为疼痛，关节活动少且不充分，使韧带、肌腱等粘在一起，一旦形成组织粘连，将影响关节的运动范围。同样，关节的周围组织烧伤、烫伤后形成的瘢痕也将与皮下软组织粘连，降低关节的活动范围，影响关节的主动、被动运动。因此，应在不加重患者的损伤及不引起难以忍受的疼痛的条件下，尽早做轻柔的关节被动或主动活动，维持关节周围组织的灵活性，防止粘连的发生，以缩短功能恢复的时间，增大关节活动范围。

4. 关节周围软组织挛缩

关节囊外软组织挛缩可导致关节活动受限，影响关节的主动、被动运动范围。临床上，由于关节长期制动、卧床、创伤、烫伤等造成肌肉皮肤短缩，形成瘢痕而导致挛缩。

5. 关节疾患

例如类风湿性关节炎、关节僵硬、异位骨化、骨性关节炎等，也将影响关节的活动范围。

6. 疼痛/保护性肌痉挛

关节损伤后，由于疼痛或为了防止进一步的损伤而常常限制关节局部的活动，疼痛还常引发保护性痉挛，其后会产生继发性粘连和挛缩。这将影响关节的主动运动，偶尔也会影响被动运动。

7. 关节长时间制动

关节周围的结缔组织是由网硬蛋白和胶原组成的，这是一种疏松的网状组织，关节损伤后制动将使胶原纤维和网硬蛋白沉积，形成致密的网状结构。受伤后的关节固定两个星期后就会导致结缔组织纤维融合，导致关节运动功能受限。例如肩关节受损后，如不固定，18天内就能恢复；如固定1个星期，则需52天才能恢复；如固定2个星期，则需121天才能恢复；如固定3个星期，则需300天才能恢复。因此应在不使损伤、疼痛加重的情况下，尽早进行关节的被动活动。

三、训练模式及方法

（一）被动运动训练

被动运动训练由治疗师进行或由患者自己用健肢协助进行。既可徒手进行，也可利用胶带、体操棒等简单器械完成。

通过训练增强瘫痪肢体本体感觉、刺激屈伸反射，放松痉挛肌肉，促发主动运动；同时牵张挛缩或粘连的肌腱和韧带，维持或恢复关节活动范围，为主动运动做过渡性准备。对关节施行被动运动训练前，要了解关节本身是否有病变，如果关节本身有病变或是关节术后者，一定要先与医师、治疗师商量，以全面了解患者的病情及术中情况，确定关节训练的开始时间、强度与范围。

（二）关节功能性牵引训练

关节功能牵引是由周士枋等研究而成的，可用于四肢大部分关节的一种系统性疗法。其基本方法是将挛缩关节的近端肢体用支架或特制的牵引器稳定地固定于适当姿势，然后在远端肢体上按需要方向用沙袋作重力牵引，要求充分放松关节周围肌群。沙袋重量以引起一定的紧张或轻度的疼痛感觉，可以从容忍受为度。1次牵引持续10～20分钟，1～2次/日。每次关节功能性牵引可使不同关节、不同方向的活动度平均增加0.7～1.7。

（三）持续性被动运动训练

持续性被动运动（continuous passive motion，CPM）于20世纪70年代初由Salter等人提出，80年代初用于膝关节人工关节术后，以后应用渐广，主要用于制动引起的关节挛缩，促进关节软骨和韧带肌腱的修复，改善局部血液、淋巴循环，促进肿胀、疼痛等症状的消除。是利用专用器械使关节进行持续较长时间的缓慢被动运动的训练方法。

持续性被动训练与一般被动运动相比，其特点是作用时间长，同时运动缓慢、稳定、可控，因而更为安全、舒适。与主动运动相比，持续性被动训练不引起肌肉疲劳，可长时间持续进行，同时关节受力小，可在关节损伤或炎症时早期应用而不引起损害。

四、适应症与禁忌症

（一）适应症

①疼痛。
②关节挛缩。
③软组织损伤。
④骨骼、肌肉系统疾病导致的运动障碍。
⑤神经系统疾病导致的运动障碍。
⑥循环系统的功能低下。
⑦内脏器官的功能低下。
⑧精神功能异常。

（二）禁忌症

除被动运动及轻度的主动运动外，运动疗法的绝对禁忌如下：
①需绝对安静的重症患者。
②体温在38℃以上。
③持续的或不稳定型心绞痛患者。

④发作后处于不稳定状态的心肌梗死患者。

⑤安静时血压舒张压在120毫米汞柱以上，或收缩压在200毫米汞柱以上。

⑥安静时脉搏超过100次/分。

⑦心力衰竭失代偿状态，有心源性哮喘症状，呼吸困难，全身浮肿，胸水、腹水患者。

⑧心肌疾患发作在10日以内者。

⑨重度心律不齐。

⑩体位变化或运动时血压的反应显著异常者。

⑪安静时有心绞痛发作者。

⑫游离性大动脉瘤。

⑬手术后未拆线。

⑭骨折愈合不充分。

⑮剧烈疼痛。

⑯全身性疾患的急性期。

第二节 关节松动技术

一、基本概念

关节松动技术是治疗者在关节活动可动范围内完成的一种针对性很强的手法操作技术，属被动运动范畴，在应用时常选择关节的生理运动和附属运动作为治疗手段。

关节的生理运动指关节在生理范围内完成的运动，可以主动完成，也可以被动完成。

关节的附属运动是指在自身及其周围组织允许的范围内完成的运动，称为附属运动，是维持关节正常活动不可缺少的一种运动。一般不能主动完成，需要其他人或对侧肢体帮助才能完成，如关节分离，髌骨的侧方移动等。

任何一个关节都存在附属运动，当关节因疼痛、僵硬而限制活动时，其生理及附属运动均受到限制。在生理运动恢复后如果关节仍有疼痛或僵硬，可能附属运动尚未完全恢复正常。

通常在改善生理运动之前，先改善附属运动，而附属运动的改善，又可以促进生理运动的改善。

二、关节松动术的分类和基本手法

（一）关节松动术的分类

关节松动术大致分为两类，即松动术和徒手操作术。

1. 松动术

松动术是一种由治疗师实施的被动运动技术，既可以是快速振动动作，也可以是持续牵张。目的是减少关节疼痛或增加关节活动度。其运动方式为被动的生理性运动，或被动的附属运动。

2. 徒手操作术

（1）推进

推进是一种突然的、高速的小幅度动作，患者无法阻止动作的进行。

（2）徒手操作

徒手操作是患者在麻醉下或在清醒状态下，通过牵拉关节、撕裂粘连带，从而恢复全范围的关节活动度，是一种医疗程序。这种操作是一种平稳的、有控制的牵拉。

（二）关节松动术的操作手法

关节松动技术的基本操作手法有以下几类。

1. 摆动

摆动即关节的生理运动，其形式有屈、伸、内收、外展、旋转，是骨的杠杆运动。操作时要先固定关节近端，来回运动关节的远端。其前提条件是关节活动度必须达到正常的60%，如果没有达到这一范围，应先进行附属运动来改善。

2.滚动

滚动即构成关节的两骨接触面发生接触点不断变化的成角运动。滚动时滚动的方向与成角骨的运动方向一致，与关节面的形状无关。滚动并不单独发生，一般伴随关节的滑动和旋转。

3.滑动

滑动即构成关节的两骨面发生的一侧骨表面的同个点接触对侧骨表面的不同点的成角运动。如果为单纯滑动，两骨表面的形状必须一致，或是平面，或是曲面。滑动方向与成角骨运动方向的关系取决于滑动骨关节面的形状。运动骨关节面凸出，滑动方向与成角骨运动方向相反；运动骨关节面凹陷，滑动方向与成角运动方向一致。

4.旋转

旋转指运动骨在静止骨表面绕旋转轴转动。关节不同，旋转轴的位置不同。

5.分离和牵拉

分离和牵拉统称为牵引。当外力作用使构成关节的两骨表面呈直角相互分开时，称为分离；当外力作用于骨长轴使关节疏远移位时，称为牵拉或长轴牵引。

三、关节松动术的治疗作用

①恢复关节内结构的正常位置或无痛性位置，从而恢复无痛、全范围的关节运动。

②关节固定时间过长时，会导致关节软骨萎缩，关节松动术可使滑膜液流动而刺激生物活动，提供并改善软骨的营养。

③关节固定后，关节内纤维组织增生，关节内粘连，韧带及关节囊挛缩，关节松动术可维持关节及其周围组织的延展性和韧性。

④关节松动术不能改变疾病本身的进展，如类风湿性关节炎，或受伤后炎症期。在这些疾病的情况下，治疗目的是要减轻疼痛，维持可用的关节内活动并减少因活动限制所造成的不良结果。

⑤关节受伤或退化后本体感觉反馈将减弱，从而影响到机体的平衡反应。关节活动可为中枢神经系统提供有关姿势动作的感觉信息，例如：静态姿势及

活动速度的感觉传入；运动速度改变的感觉传入；运动方向感觉的传入；肌肉张力调节的感觉传入和伤害性刺激的感觉传入等。

四、手法分级

（一）Matland分级标准

Ⅰ级——治疗者在患者关节活动的起始端，小范围、节律性地来回松动关节。

Ⅱ级——治疗者在患者关节活动允许的活动范围内，大范围、节律性来回松动关节，但不接触关节活动起始和终末端。

Ⅲ级——治疗者在患者关节活动允许的活动范围内，大范围、节律性来回松动关节，每次均接触到关节活动的终末端，并能感到关节周围软组织的紧张。

Ⅳ——治疗者在患者关节的终末端，小范围、节律性地来回松动关节，每次接触到关节活动的终末端，并能感觉到关节周围软组织的紧张。

（二）手法应用选择

Ⅰ、Ⅱ级—疼痛，Ⅲ—疼痛+关节僵硬，Ⅳ—粘连、挛缩。手法分级可用于关节的附属运动和生理运动。附属运动—Ⅰ—Ⅳ均可用。生理运动—ROM>正常60%才可应用，多用Ⅲ—Ⅳ级，极少用Ⅰ级。

五、适应症与禁忌症

（一）适应症

用于任何因力学因素（非神经性）引起的关节功能障碍，包括：关节疼痛，肌肉紧张或痉挛、可逆性关节活动降低、进行性关节活动受限、功能性关节制动等。

对进行性关节活动受限和功能性关节制动，关节松动术的作用主要是维持现有的活动范围，延缓病情发展，预防因不活动引起的并发症。最佳适应证是关节附属运动丧失继发形成的关节囊、韧带紧缩或粘连。

（二）禁忌症

关节活动已经过度；外伤或疾病引起的关节肿胀、渗出；关节的炎症；未愈合的骨折；恶性疾病等。

第三节　肌力和肌肉耐力训练

一、基本概念

（一）肌力

肌肉收缩时所能产生的最大力量。肌力的大小取决于肌肉的收缩方式及收缩速度、关节角度的影响、年龄和性别、心理因素等。

肌力下降的原因主要包括：

（1）年龄的增加　肌力的大小会随着年龄的增加逐渐下降，而且下肢肌力较上肢肌力下降更快；

（2）废用性肌萎缩　肌肉萎缩是由于肌原纤维的减少而导致的肌纤维萎缩；

（3）神经系统疾病　如脑血管意外、小脑障碍、脑瘫等中枢神经障碍导致的偏瘫或四肢瘫等，长时间卧床，导致肌力下降明显；

（4）肌源性疾病　肌源性肌力下降主要是因为肌营养不良、多发性肌炎等疾病所致。

多发性肌炎出现肌力下降的部位主要为四肢近端肌群、颈屈曲肌群等。

（二）肌耐力

肌肉耐力是指有关肌肉持续进行某项特定任务的能力，其大小可以从开始收缩直到出现疲劳时已收缩的总次数或所经历的时间来衡量。耐力与所进行的运动强度有一定的关系，即运动强度越大，肌耐力就越小。

（三）肌力训练

肌力训练就是增强肌肉收缩力量的运动训练。肌力训练主要针对由各种原因引起的肌肉萎缩所导致的肌力下降。通过对肌肉力量进行训练，可以使肌肉的形态结构及功能发生适应性的变化。比如，可以使肌肉体积增大、肌纤维增粗、肌肉的功能系统处于良性运作状态等。

二、导致肌力下降的因素

（一）年龄的增加

20岁以后随着年龄的增加肌力将逐渐下降，下肢较上肢肌力下降得更快。

（二）肌肉萎缩

肌肉萎缩是由于肌原纤维的减少而导致的肌纤维萎缩。主要类型包括：废用性肌肉萎缩、去神经性肌肉萎缩、缺血性肌肉萎缩。制动及无功能状态所产生的以生理功能衰弱为主要特征的综合征，主要表现为废用性肌肉萎缩，如由于心脑血管疾病后保持安静而导致运动减少所产生的一系列障碍。在完全卧床休息的情况下，肌力每周减少10%~15%，即每天减少1%~3%。

（三）神经系统疾病

脑血管疾病、脑瘫、小脑障碍等中枢神经系统障碍导致的偏瘫或四肢瘫等，由于卧床时间较长，不活动或较少活动，导致肌力明显下降。而脑卒中患者发病初期的迟缓阶段即表现为患侧肌肉明显的肌肉松弛，肌力下降。

（四）肌原性疾病

肌原性肌力下降主要是因肌营养不良，多发性肌炎等疾病所致。进行性肌营养不良主要表现为四肢近端与躯干的肌力下降与肌肉萎缩。多发性肌炎出现肌力下降的部位主要为四肢近端肌群、颈屈曲肌群、咽喉肌群等。

三、训练原则及方法

（一）训练原则

为达到增强肌力的目的，训练时应遵循以下原则：

1. 阻力原则

训练时的阻力包括肌体重量和纯粹外加的阻力等。若在无阻力的情况下训练。则达不到增强肌力的目的。

2. 超负荷原则

训练时所给负荷应略高于现有的肌力水平或至少相当于使肌肉产生最大强度收缩所需负荷的60%，并持续训练6周，才可取得明显的效果。

3. 肌肉收缩的疲劳度原则

训练时应使肌肉感到疲劳但不应过度疲劳的原则，也是控制超常负荷不至于过度的一个主观限制指标。

4. 训练次数宜多的原则

为达到增强和巩固肌力水平的目的，必须进行多次的重复收缩训练，而非单次收缩。

（二）具体训练方法

根据肌肉现存的肌力水平，分别采用以下几种运动方法：辅助主动运动、等长运动、主动运动和抗阻力主动运动。

1. 辅助主动运动

（1）定义

辅助主动运动指在外力的辅助下，通过患者主动收缩肌肉来完成的运动或动作，辅助力量由治疗师、患者的健肢提供，也可利用器械、引力或水的浮力来帮助完成。

（2）方法

①徒手辅助主动运动：利用治疗师的手法，不需要任何器械的帮助。当肌力为Ⅰ级或Ⅱ级时，治疗师帮助患者进行主动运动。

②悬吊辅助主动运动：利用绳索、挂钩、滑轮等简单装置，将运动的肢体悬吊起来，以减轻肢体的自身重量，然后在水平面上进行训练。此训练方法是治疗师的好帮手，训练时可利用变化的体位和不同位置的滑轮、挂钩设计出丰富多彩的训练方法。

③滑面上辅助主动运动：在光滑的板面上利用撒滑石粉或固定小滑车等方法减少肢体与滑板之间的摩擦力；反之，也可通过垫毛巾或加大滑板的倾斜度等方法加大摩擦力在板上做滑动运动。此训练是在克服一定阻力下进行的，比徒手和悬吊的辅助方法难度有所提高。

④滑车重锤的主动运动：以上3种运动均是在水平面上进行的，而利用滑车和重锤训练是在垂直面上进行的，利用滑车、重锤减轻肢体的自身重量。此方法适用于拮抗肌可拉起重锤的患者，且只适用于髋、肩、膝等大关节，不能用于手指、手肘和踝等部位。

⑤浮力辅助主动运动：在水中运动训练时，利用水对肢体的浮力或加上漂浮物减轻肢体重力的影响，进行辅助主动运动。

2. 等长运动

（1）定义

等长运动是指肌肉收缩时，没有可见的肌肉缩短或关节运动，可用于肌力2～5级的患者。

（2）方法

①徒手等长运动：受训肢体不承担负荷而保持肌肉的等长收缩活动。

②肌肉固定练习：适用于肢体在石膏固定中，要求肌肉收缩时不能引起任何关节运动，如股四头肌在伸展位石膏固定的情况下进行的收缩练习。

③利用器具：可利用墙壁、地板、肋木和床等各种固定不动的器械和物品，保持肢体肌肉的等长收缩。要求肌肉收缩时不能引起任何关节的运动，如股四头肌在伸展位石膏固定的情况下进行等长收缩练习。

3. 主动运动

（1）定义

主动运动指患者主动以肌肉收缩形式完成的运动。运动时既不需要助力，也不需要克服外来阻力。

（2）方法

训练中应取正确的体位和姿势，将肢体置于抗重力位，防止代偿运动。

4. 抗阻力主动运动

（1）定义

抗阻力主动运动指在肌肉收缩过程中，需要克服外来阻力才能完成的运动。

（2）方法

具体做法与辅助主动运动的形式相同，利用徒手、滑车、重锤、弹簧、重物、摩擦力、流体阻力等，但作用的方向相反。

四、适应症与禁忌症

（一）适应症

①由肢体长期制动引起的失用性肌肉萎缩，如对骨折后石膏外固定的肌肉做等长训练。

②由疼痛反射性抑制脊髓前角运动细胞引起的关节源性肌肉萎缩，如对膝关节源性肌肉萎缩做等速训练。

③由中枢和周围神经损伤后引起所支配肌肉的瘫痪或肌力减退所致的神经性肌肉萎缩，如对臂丛神经损伤后0级肌力的肌肉可做神经传递冲动训练。

④由局部肌肉力量不平衡引起的骨关节畸形，如对脊柱侧弯、平足等做选择性增强肌肉力量、调整肌力平衡训练。

⑤由腹肌和盆底肌肌力减退引起的内脏下垂、尿失禁，如对老年妇女盆底肌肌力减低的患者做盆底肌肌力训练。

⑥由躯干肌肉力量不协调引起的脊柱稳定性差，如做腰腹肌肌力训练，预

防下腰痛发生。

⑦关节周围主动肌和拮抗肌不平衡，如对膝关节炎患者做腓肠肌肌力训练，防止膝关节退行性改变。

⑧肌源性疾病时肌肉收缩功能异常可做强度适宜的肌力训练。

（二）禁忌症

①患者全身有严重感染和高热。

②患者有严重的心脏病，如快速性心律失常、心力衰竭等。

③患者有皮肌炎、肌炎发作期、严重肌病，不宜做高强度或抗阻训练。

④患者局部有活动性出血，不宜做局部肌肉训练，以免加重出血形成血肿。

⑤患者骨折后只行石膏外固定、骨折断端尚未形成牢固骨痂时，不宜做等张或等速肌力训练。

第四节　平衡和协调能力训练

一、基本概念

（一）平衡

平衡是指物体所受到来自各个方向的作用力与反作用力大小相等，使物体处于一种稳定的状态（即牛顿第一定律）。人体平衡比自然界物体的平衡复杂得多，平衡是指身体所处的一种姿势状态，并能在运动或受到外力作用时自动调整并维持姿势的一种能力。

平衡可以分为静态平衡和动态平衡。

1. 静态平衡

静态平衡指的是人体或人体某一部位处于某种特定的姿势，例如坐或站等姿势时保持稳定的状态。

2. 动态平衡

（1）自动态平衡

自动态平衡是指人体在进行各种自主运动，例如由坐到站或由站到坐等各种姿势间的转换运动时，能重新获得稳定状态的能力。

（2）他动态平衡

他动态平衡是指人体对外界干扰，例如推、拉等产生反应、恢复稳定状态的能力。

（二）协调

协调（coordination）是指人体产生平滑、准确、有控制的运动的能力，应包括按照一定的方向和节奏，采用适当的力量和速度，达到准确的目标等几个方面。协调与平衡密切相关。

协调分类中枢神经系统中参与协调控制的部位主要有小脑、基底节、脊髓后索。因此，根据中枢神经系统的病变部位不同，可将共济失调分为小脑性共济失调、大脑性共济失调和感觉性共济失调3个类型。

二、影响平衡和协调训练的因素

人体具有保持身体位置安定的能力，即稳定力，在身体最小的摆动下能保持姿势。

1. 支撑面积

支撑面积是指人坐位时与接触物之间的面积或站立时两足之间的面积，此面积越大，越有利于平衡，反之，则不利于平衡。此外，接触面的平整以及良好的接触都有利于平衡。

2. 平衡条件

经过人体重心所作的垂线，必须落在支撑面之上才有可能保持平衡，否则将不利于平衡。平衡状态的优劣，可用重心与支撑面中心的连线同经过支撑面中心所作的垂线所形成的夹角的大小来评定，此夹角越小，平衡越佳，反之则越差。

3. 稳定极限

稳定极限是指在不失衡的条件下，重心在支撑点上方摆动时所容许的最大角度，其大小取决于支撑面的大小和性质，大、硬、平整时稳定极限大，小、软、不平整时稳定极限则小。

4. 摆动频率

频率越低，平衡越好，频率越高，越易失去平衡。

5. 与平衡有关的感觉的作用

本体感觉、视觉、前庭感觉与平衡有重要关系。正常在睁眼时控制平衡以本体感觉和视觉为主，反应灵敏，而在闭目时则需依靠前庭感觉，但反应不如躯体感觉、视觉灵敏。

6. 与平衡有关的运动控制系统

与平衡有关的运动控制系统主要有牵张反射、不随意运动和随意运动3个系统。

7. 机体应付姿势变化的对策

机体应付姿势变化的对策是能安全有效地对外来干扰作出反应，保持动态稳定性。

三、训练方法

（一）平衡训练的方法

为了纠正各种原因导致的平衡障碍，如感觉（特别是视觉、躯体感觉、前庭感觉）、运动（如神经、肌肉、骨骼系统）或身体结构异常（如截肢等），需要不同的康复训练方法在有协调障碍、共济障碍时，平衡障碍训练更为困难。

物理治疗师必须分析导致患者平衡障碍的姿势控制系统的功能障碍，并将此作为平衡康复治疗方案的制订依据。平衡训练原则是渐进式增加平衡控制的难度，即支撑面积由大到少、稳定性由相对稳定至相对不稳定，平衡控制动作的速度由一般到快速，平衡训练的环境由安静到繁忙或嘈杂。

目前利用各种器械进行平衡训练得到广泛应用，但在临床使用中，由治疗师结合患者的具体情况进行的不同体位的静态和动态平衡训练仍是平衡训练的基础和主要方法。

1. 坐位平衡训练

（1）长坐位平衡

训练时，在患者面前放一面姿势镜，以便于观察自己的姿势随时进行调整。随着患者的进步，治疗师可逐渐减少辅助量，仅在患者的肩部或在患者的前面拉着他的手给予小量辅助，再逐渐过渡到治疗师松开手让患者自己维持身体平衡。

（2）端坐位平衡

患者坐在床边缘，用手握住栏杆，治疗师还可以用双手支撑患者肩部给予辅助，让患者保持端坐位。随着患者的进步，治疗师应地适当地减少辅助量，患者也可慢慢松开握着栏杆的手，尝试自己保持平衡，如果要歪倒，可以手扶被褥或扶自己的腿来支撑。如果患者能独立完成端坐位平衡时，治疗师可从前、后、左、右方向推动患者，让患者努力维持平衡。当患者的坐位平衡较好时，还可进行躯干前屈、侧屈及左右旋转运动的练习，强化端坐位的动态平衡。

2. 跪位平衡训练

只有当患者的坐位平衡维持较好后，才能进行跪位平衡的训练。这是因为与坐位相比，跪位时身体的支撑面积减小，身体重心提高，所以跪位平衡维持的难度也增加。

3. 立位平衡训练

只有当患者的坐位平衡、跪位平衡及耐力改善后，才能开始立位平衡的训练。

（二）协调训练的方法

协调训练主要是为了改善对主动运动的控制能力，恢复动作的协调性和精确性，提高动作质量。

1. 训练的种类

大体上分为：对上肢的训练；对躯干和下肢的训练，包括卧位的训练、坐位的训练、立位的训练、步行时的训练和附加重量的步行训练。

2. 训练的顺序

协调训练要考虑患者的现有功能水平，从个别原动肌或肌群的控制训练开始，逐步发展到多组肌群的协调训练，要掌握以下原则。

①系统地、有顺序地进行：如卧位训练熟悉后再到坐位训练。

②从容易做的动作开始：从单纯的动作到复杂的动作。

③运动的范围和速度：广范围的运动比狭范围的运动容易，快速运动比缓慢运动容易。

④先睁眼后闭眼：最初睁眼做动作，熟练之后交替睁眼和闭眼，最后闭眼做动作。

⑤从残疾轻的一侧开始，以重的一侧收尾。若两侧残疾程度相似，则先从右侧开始。

⑥次数：一个运动连续做3~4次。

⑦休息：一个运动完成后，休息的时间应不短于完成运动所花费的时间。

四、适应症和禁忌症

（一）适应症

主要适用于因神经系统或前庭器官病变引起的平衡功能障碍患者。

（二）禁忌症

中枢性瘫痪伴有重度痉挛者；精神紧张导致痉挛加重者；对伴有高血压、冠心病的患者要在治疗师的监督下进行。

第五节 体位摆放、移行与步行功能训练

一、体位摆放

（一）概念

体位（posture）一般是指身体的姿势或位置，临床上通常是指根据治疗、护理及康复的需要所采取并保持的身体姿势和位置。良肢位是指从康复治疗的角度出发而设计的一种临时性体位。这种专门的体位不仅可减轻患者患侧肢体症状，还有利于预防或对抗痉挛姿势的出现，保护关节及早期诱发肢体的分离活动。功能位是指当肌肉、关节功能尚未恢复时，必须使肢体处于发挥最佳功能活动位的体位。烧伤患者的抗挛缩体位是指烧伤患者应保持与烧伤部位软组织收缩方向相反的体位，该体位有助于预防挛缩的发生。

（二）正确体位摆放的基本原则

1.舒适原则

摆放后的体位尽量使患者感觉舒适，有利于促进肢体的功能恢复。

2.符合人体力学的要求

患者的良肢位应尽量符合人体力学的要求，将身体重量平均分布，并可对抗痉挛模式的出现和发展。

3.保持平衡性和稳定性

摆放的体位要保持一定的平衡性和稳定性，对于无法维持稳定体位的患者，应适当使用支持物及保护性设施。

（三）体位摆放方法

良肢位的选取并不能完全对抗患者所有的痉挛模式，但是每种体位的摆放都是为机体以后独立运动积极地准备。在康复治疗过程中，康复人员要针对不同疾病的特点，选取最适合患者的体位摆放方法。

1. 偏瘫患者的体位摆放

偏瘫患者患侧称麻痹侧，健侧称非麻痹侧。摆放体位有以下3种。

（1）健侧（非麻痹侧）卧位

健侧在下，患侧在上。头枕不宜太高，患上肢下垫一枕头，使患肩前伸，肘关节伸展，前臂旋前，腕关节背伸，指关节展放在枕上。患侧骨盆旋前，髋、膝关节半屈曲位向前，置于身体前的另一枕上。健侧肢体自然放置。

（2）患侧（麻痹侧）卧位

患侧在下，健侧在上，躯干稍向后旋转，后背用枕头支撑。患侧上肢前伸，使肩部向前确保肩胛骨的内缘平靠于胸腔，手指张开，掌心向上。患侧肩避免受压和后缩，摆放时避免拉和拽；患侧髋关节略后伸，膝关节略屈曲，放置舒适位。健侧上肢放在身上或后边的枕头上，避免放在身前，以免因带动整个躯干向前而引起患侧肩胛骨后缩。健侧屈髋、屈膝向前，腿下放一枕头支撑。患侧卧位可增加对患侧的知觉刺激输入，并使整个患侧被拉长，从而减少痉挛。此外，健手能自由活动。

（3）仰卧位

该体位易引起压疮并增强异常反射活动，应尽量少用。或与健侧卧位、患侧卧位交替使用。仰卧位时，患者头部置枕不宜过高，一般头不宜高过胸，患侧肩胛下放一枕头，使肩上抬前挺，上臂外旋稍外展，肘与腕均伸直，掌心向上，手指伸直并分开，整个上肢放在枕头上。患侧髋下放一枕头，使髋向内旋位，患侧臀部、大腿外侧下放一枕头，其长度要足以支撑整个大腿外侧，以防下肢外旋。膝关节稍垫起使微曲并向内。足底不放任何东西，以防止增加不必要的伸肌模式的反射活动。

2.脊髓损伤患者的体位摆放

脊髓损伤体位是指由于各种原因造成的脊髓结构、功能的损害，导致损伤平面以下运动，感觉、自主神经功能障碍。康复治疗中早期正确的床上卧位对于预防压疮，关节挛缩和抑制痉挛的发生有很重要的作用。通常采用仰卧位或侧卧位。

（1）仰卧位

在肩胛后方垫一枕头，使肩关节处于内收或中立位，肘关节、腕关节保持伸展，手握毛巾卷，处于轻度屈曲状态。上肢均放在身体两侧的枕头上。在两腿间放一枕头，使髋关节处于伸展并轻度外旋状态，膝关节伸展，距小腿关节背屈，脚趾伸展。注意身体与床均匀接触，避免局部压力过重，发生压疮。

（2）侧卧位

两腿之间垫枕头，使髋关节、膝关节屈曲，踝背屈，脚趾伸展。处于下面的肩关节呈屈曲位，肘伸展，前臂旋后。处于上面的上肢与胸壁之间垫一枕头，使上肢处于旋后状态，处于上面的下肢轻压在下面的枕头上。

（3）翻身

为了防止发生局部压疮，应强调勤翻身，一般每2小时翻身1次，翻身时必须两三个人共同稳妥托住患者后，将其沿身体轴线进行翻滚，防止发生脊柱的扭转。

二、移行与步行功能训练

移行与步行功能训练包括体位转移训练、床与轮椅的移乘训练、各种辅助器具的使用以及步行训练等。

（一）体位转移

转移技术共分为独立转移、辅助转移和被动转移三大类。独立转移是指患者独自完成、不需他人帮助的转移方法。辅助转移是指由治疗师或护理人员协助的转移方法。被动转移即搬运，是指患者因瘫痪程度较重而不能对抗重力完成独立转移及辅助转移时，完全由外力将患者整个抬起从一个地方转移到另一个地方，有人工搬运和机械搬运。

（二）床椅转移

床与轮椅之间的转移是一种复杂的转移动作，要求患者能耐受轮椅坐位，没有不稳定的骨折、体位性低血压等不安全因素的影响。如果要进行独立转移，患者还必须有一定的躯干、肢体控制能力，同时轮椅与床之间落差要尽可能小。在参与床–轮椅转移的护理过程中我们应遵循安全、快捷、实用的原则，来指导、帮助患者完成这一动作，至于轮椅到床的动作则反向就可以了。也可以根据实际情况创造更好、更实用的方法。患者能够独立转移时则尽量不要帮助，能提供少量帮助时则不要提供大量帮助，而被动转移则是作为最后选择的转移方法。

（三）步行训练

步行是一个立位动态平衡姿势的维持过程，它需要全身各个部位协调运动，从而达到由失去平衡到重获平衡的目的。

1.平行杠内的训练

首先利用平行杠进行站立训练，然后练习重心转移，逐渐过渡到进行杠内步行训练。杠内步行训练主要有四点步行、二点步行、拖步训练、摆至步、摆过步等方法。

2.拐杖辅助步行训练

常用拐杖有腋拐、肘拐、手杖（四脚手杖、三脚手杖）等。利用拐杖进行步行训练时，要具有较好的平衡能力和上肢支撑能力，一般要经过平行杠内基本动作训练后方可进行，常见的拐杖辅助步行训练有拄拐迈过步训练等。

（1）拐杖的种类

①手杖可分为Fischer型手杖、弯钩型手杖、Bennett型手杖、鹅颈型手杖和标准型可调手杖。

②四足手杖。

③肘拐。

④前臂或托槽拐。

⑤腋拐。

（2）长度的测量

可用卧位测量：此时让患者呈直线仰卧，双手放身旁，测量自尺骨茎突到踵的距离，然后增加2.5厘米，这就是拐杖应有的长度。加2.5厘米是留出穿鞋时鞋后部的高度。测量正确时，患者持杖站立时肘应轻屈30°左右，这样行走时伸肘下推拐杖才能支起患者的体重。

（3）应用动作

①恢复早期利用腋拐、托槽拐、肘拐等的四点步依次是一侧拐杖，对侧腿，对侧拐杖，另一侧腿。

②恢复后期利用腋拐、托槽拐、肘拐等的四点步依次是一侧拐杖及其对侧的腿，另一侧的拐杖及其对侧腿。

③不同步态应用腋拐进行免负荷步、部分负重、至步、越步等步态训练。

3. 注意事项

①步行训练时应注意患者的血压变化。

②行走训练时，要提供安全、无障碍的环境；衣着长度不可及地，以防绊倒；穿着合适的鞋及袜，鞋带须系牢，不宜赤足练习行走，严防摔倒。

③选择适当的行走辅助具和行走步态，选择高度和长度适合的助行架、拐杖或手杖。

④如使用拐杖，要避免腋下直接受压，以防臂丛神经损伤。

第六节　心肺功能训练

一、心肺功能训练基本原则

心肺功能指是指人的摄氧和转化氧气成为能量的能力。整个过程牵涉心脏泵血功能、肺部摄氧及交换气体能力、血液循环系统携带氧气至全身各部位的效率，以及肌肉使用这些氧气的功能。心肺功能是人体心脏泵血及肺部吸入氧气的能力，而两者的能力又直接影响全身器官及肌肉的活动，故此十分重要。

（一）超负荷原则

超负荷原则要求运动者在参与运动时所承受的负荷必须要达到某一个基本阈值，这样才能获得一定的锻炼效果，换句话说，运动量至少要超出运动者平时所习惯的负荷，这也是该原则的最低要求。

（二）特殊性原则

所谓特殊性原则是指所获得的运动效果同参与运动的器官形态机能变化之间的对应性。

二、呼吸功能训练

（一）概念

呼吸功能训练，是以进行有效的呼吸，增强呼吸肌，特别是膈肌的肌力和耐力为主要原则，以减轻呼吸困难、提高机体活动能力、预防呼吸肌疲劳、防治发生呼吸衰竭及提高患者生活质量为目的的治疗方法。

呼吸肌训练：改善呼吸肌的肌力和耐力过程称为呼吸肌训练（ventilatory muscle training，VMT），这项技术强调吸气肌的训练。

（二）训练方法

1. 缩唇训练

缩唇训练是指在患者呼气过程中通过缩嘴，限制呼气气流，保持气道一定压力，防止肺泡、气管迅速塌陷，促进更多残留气体的排出，改善通气量。其方法是：用鼻吸气，呼气时将口形缩小似吹口哨状，然后徐徐将气体吹出。可结合吹蜡烛练习。

2. 腹式呼吸训练

腹式呼吸是一种最省力、最有效的呼吸模式。通过腹式呼吸训练，可以增大膈肌活动范围以提高肺的伸缩性来增加通气量，提高呼吸效率。其训练方法为：患者仰卧位、半坐卧位或坐位，全身放松，将左右手分别放在腹部和胸部，以感知呼吸时胸腹运动的起伏。深吸气时，隆起腹部；呼气时，腹部下降，胸廓运动尽量保持最小。可在腹部放1个小重物以进行抗阻呼吸训练。每日2～3次，每次10～20分钟。以后逐步增加训练次数和时间，使之成为自然呼吸习惯。

3. 胸部体疗

胸部体疗是指导患者做咳嗽深呼吸动作，增加无效腔锻炼，锻炼腹式呼吸，采用雾化吸入疗法、叩击胸背振动法、体位引流法等方法促使细小支气管内黏稠的分泌物排入较大的支气管内，并及时、有效地清除痰栓，解除堵塞而改善通气，减少和预防肺不张，从而改善了患者的肺功能，提高生活质量。

4. 全身运动锻炼

全身运动锻炼主要是通过运动来增强患者的心肺功能储备。

5. 深慢呼吸训练

这种呼吸有助于减少解剖死腔的影响而提高呼吸效率。方法是：吸气与呼气的时间比例为1：2，适当延长呼气过程，使呼气更加完善。每分钟呼吸频率宜控制在10次左右。

（三）适应症

①慢性阻塞性肺疾病，主要为支气管炎和肺气肿。
②慢性限制性肺疾病，只要包括胸膜炎后、胸部手术后。
③慢性肺实质性肺疾病，如肺结核、尘肺等。
④哮喘或其他慢性呼吸系统疾病伴呼吸功能障碍者。

（四）禁忌症

①临床病情不稳，感染未控制。

②合并严重肺动脉高压或充血性心力衰竭。

③呼吸衰竭。

④训练时可导致病情恶化的其他临床情况。如不稳定心绞痛及近期心梗；认知功能障碍；明显肝功能异常；癌转移；近期脊柱损伤、肋骨骨折、咯血等。

⑤严重骨骼畸形（脊柱侧弯等）。

三、心功能训练

（一）概念

心血管疾病为当今危害人类健康的主要疾病之一，多伴有不同程度的心功能减退，这是由于局部心肌血液灌注不足，不能满足代谢需要，同时心肌负荷增大，收缩力减弱所致。大量研究表明通过有效的康复训练，能增加血液循环，改善心肌缺氧状态，降低心血管疾病的危险因素，增加药物治疗效果。

心功能训练是指对心血管疾病患者综合采用主动积极的身体、心理、行为和社会活动的训练与再训练，帮助缓解症状，改善心血管功能，使其在生理、心理、社会、职业和娱乐等方面达到理想状态，提高生活质量的康复医疗过程。心功能康复的含义不仅包括临床症状得到控制和改善，也包括患者生理功能的恢复、心理状态的健康和以往社会工作等能力的改善。在拟定康复训练计划前，应首先对心血管疾病患者进行客观的监测和评估，明确心肌缺血变化程度，正确设计适合患者个体特点的康复训练项目和训练强度，从而安全有效地开展心血管疾病康复工作。

影响心功能的因素：

①原发性心肌收缩力减退；

②心室的压力负荷（后负荷）过重；

③心室的容量负荷（前负荷）过重；

④高动力性循环状态；

⑤心室前负荷不足。

（二）训练方法

就目前关于运动与心血管病的研究成果来看，有氧耐力训练和力量性训练是心血管病患者运动方式的良好选择，建议心血管病患者的最佳运动方案为有氧耐力训练与间歇力量性训练相结合。

有氧运动是心血管病患者康复的重要基础，有氧运动可有效提高患者的全身有氧能力及生活质量。心血管病患者的有氧耐力运动项目以中、低强度的节律性运动为好，可选择散步、慢跑、骑自行车、游泳，以及全身肌肉都参与活动的中等强度的有氧体操，如医疗体操、健身操、木兰拳、太极拳等。还可适当选择娱乐性球类活动，如门球、保龄球羽毛球等。每周最好进行有氧运动3次以上，中等强度。而力量性训练，每周最好进行2次肌肉运动，如举重训练，训练时阻力为轻或中度。联合进行抗阻运动和有氧运动可更大程度地提高运动能力。

（三）适应症

心功能训练可以改善心血管的功能状态和提高生命质量，在心血管疾病的防治作用日趋受到重视，适应证的范围不断宽泛，近20～30年来扩大到冠脉血运重建术如冠脉旁路移植术，心脏手术如心脏瓣膜置换术等，同时也适用于慢性心衰和高血压患者。

（四）禁忌症

①严重高血压收缩压≥200毫米汞柱（26.7千帕）或舒张压≥120毫米汞柱（16.0千帕）。

②肺动脉高压，中度瓣膜病变，心肌病，明显心动过速或过缓。

③中至重度主动脉瓣狭窄或严重梗阻性心肌病，高度房室传导阻滞及高度窦房阻滞，严重冠状动脉左主干狭窄或类似病变，严重肝肾疾病，严重贫血等。

四、有氧训练

（一）概念

有氧训练是指运动时以有氧代谢为主的耐力性训练，是一种身体大肌群参与且持续时间较长的运动训练，可提高机体的摄氧量，增进心肺功能，提高身体耐力。美国运动医学会给出了有氧训练处方：大肌群参与，每周3~5次，每次20~60分钟（或多个10分钟），强度40%~70%储备心率。

有氧训练可提高心肺耐力。有氧训练提高心肺耐力的机制包括：改善血管功能和血管形态，引起血管适应性增加；增加肌肉含量、减轻炎症反应等，改善骨骼肌功能，进而引起骨骼肌适应性增加；增加葡萄糖代谢和胰岛素敏感性，进而改善全身代谢状态；改善呼吸功能和认知水平等。上述改变均可促进心肺耐力增加，增强患者的运动耐力。

有氧运动的优势包括：对肥胖、血脂异常、高血压、冠心病等危险因子具有有效防控作用；能稳定冠状动脉斑块；可通过调节血管内皮功能，促使冠状动脉功能与结构得到改善；增加血液流动性。还能通过建立冠状动脉侧支循环，使冠状动脉供血供氧能力取得代偿性改善，并具有增加冠状动脉管径与弹性的作用。同时，对训练场地要求不高，适用范围广泛；属中低强度、耐力性、大肌群周期性运动，安全系数高。特别是老年患者体质较弱，病变常累及多支冠状动脉，病情复杂、运动耐受性较差，故有氧运动较为合适。

注意事项：

①掌握好运动量。运动强度过低达不到治疗要求，过高则可能产生合并症，甚至严重心脏反应。

②预防下肢骨科合并症，如关节韧带扭伤、肌腱腱鞘损伤等。

③跑前做适当准备活动，跑后做适当放松运动。

（二）有氧运动方式

有氧代谢（aerobic metabolism）供能的运动称有氧运动（aerobic exercise）。提高有氧代谢能力的练习称为有氧训练（acrobic training）。常采用持续训练和间断训练，持续训练有变速训练和匀速训练，间断训练有间歇训练和重复训练。

有氧运动的运动方式选择应基于患者的具体情况和平时运动爱好、习惯确定。其中最有效的有氧运动是运用大肌肉群完成持续或间歇的运动，主要包括走路、慢跑、快跑、骑自行车、游泳、跳绳、划船和爬楼梯。运动方式选择还取决于是否有相关运动设施可供使用，如可通过功率自行车、运动平板、四肢联动等方式训练。

（三）适应症

急性心肌梗死后、冠状动脉旁路移植术后、冠状动脉成形术后、左室功能不全、可控制的心力衰竭等。

（四）禁忌症

急性心力衰竭或未控制的心力衰竭，严重的左心功能不全，血流动力学不稳的严重心律失常，不稳定型心绞痛或增重型心绞痛，严重未控制的高血压等。

第七节　PNF疗法

一、基本概念

本体感觉神经肌肉促进疗法（proprioceptive neuromuscular facilitation，PNF）由美国神经生理学家、内科医师 Herman Kabat博士于20世纪40年代创立，并首先在脊髓灰质炎患者的康复治疗中使用。半个多世纪以来，PNF得以不断发展和完善，已经成为多种神经肌肉系统疾病的有效康复治疗手段。

本体感觉神经肌肉促进疗法（PNF疗法）是指利用肌牵张、关节加压和牵引、施加阻力等方法刺激本体感受器来改善和促进肌肉功能，以及应用螺旋、对角线运动模式来促进运动功能恢复的一种治疗方法。

PNF疗法是在解剖学、运动学、神经生理学、正常发育学、运动行为学基础上发展起来的一种治疗体系。传统上PNF疗法用于神经系统疾患的康复，现在广泛用于肌肉骨骼损伤的治疗，可应用于损伤康复的全过程，具有提高肌力、增加柔韧性、增加耐力、减轻疼痛、促进功能活动的作用。

理论基础：

①充分调动人体运动发育内在潜能。

②遵循运动功能发育顺序。

③利用反射调整各种活动。

④人类各种功能性运动都是由屈、伸肌相互作用完成的，先由屈曲性动作逐渐发展到伸展性动作（如由坐爬发展到站立行走）。

⑤正常运动具有规律性的顺序（如由坐到站），但各步之间可以相互交叉

⑥在本体感觉刺激的同时可增加其他感觉的刺激（如视、听、触觉刺激）。

⑦强调多次、反复地学习和练习，巩固治疗效果。

⑧正常的运动和姿势都是依靠肌群间的相互平衡与协调收缩完成。

⑨运动行为的发育表现为运动和姿势总体模式的规律性程序，包含在综合性活动中。

⑩完成每个功能活动都有目标性，目标的完成常由一些方向相反的动作组成（如坐站动作），均由组合运动模式来实现目标，组合运动模式即是多关节、多轴位的综合活动模式贯穿在日常生活训练中进行。

二、PNF疗法的特点

①PNF依据神经发育原理和反射与运动控制的结构模式，强调整体运动而非单一肌肉运动。

②其特征是应用躯干和肢体的螺旋和对角线模式，进行主动、被动和抗阻运动训练。

③在增强肌力和牵伸肌肉的过程中，用本体感觉刺激方法，使收缩性成分产生变化，属于易化技术的一种治疗方法。

④训练时主张通过言语声音和视觉刺激，以及通过一些特殊的手法技术引导运动轨迹方向，促进神经肌肉的反应。训练的过程就是反复刺激、反复自我学习的过程。

三、PNF的基本原理和技术

（一）皮肤刺激

在进行治疗时，最好直接接触患者皮肤，便于刺激本体感受器。在PNF治

疗中，几乎所有的动作都要求治疗师保持蚓状肌握法。所谓蚓状肌握法，即当蚓状肌收缩时，掌指关节（MPJ）屈曲，近端、远端指节间关节（PIP、DIP关节）伸展。保持这种手形有以下几个优点：①治疗师易于把持患者肢体；②不会阻碍患者运动；③引导正确运动方向；④避免疼痛。

（二）肌张力和牵张反射

从模式的中间位置，首先牵拉主动肌达到一定的肌张力后移动到开始位置，通过治疗师的重心移动，从3个运动方向（屈或伸、内收或外展、内旋或外旋）进行快速牵张，随即开始运动。这种快速牵张，不单纯是对末端关节（手或足关节），还包括对近端关节的牵张，即沿着运动肢体部位的长轴进行牵张。在做牵张时不要用力过猛，要求动作轻柔，以免给患者带来疼痛，特别是对末端关节。还有，在实施牵张的同时给予患者口头指令，配合完成动作。

通过牵拉肌肉可以促进肌肉收缩，主要是由于牵拉肌肉反射性地促进肌肉收缩。在牵拉肌肉时，旋转因素（内外旋）很重要。

（三）牵引和挤压

通过牵引，关节间隙增大，从而扩大关节活动度，同时有利于患者发力，促进其完成动作。牵引的主要目的是促进运动。

通过挤压，关节间隙变小，有利于提高关节稳定性，主要应用于下肢的伸展模式，提高肌肉的抗重力运动。

（四）抗阻

抗阻是PNF中最为重要的促进要素。通过抗阻，使肌肉、肌腱、关节产生张力，促进其中的本体感受器兴奋。PNF强调使用"最大阻力"，但要从患者的实际情况出发。"最大阻力"是指在患者能够完成动作前提下的最大阻力，不要由于阻力过大完不成动作，使患者失去信心，同时治疗师也会对PNF技术本身产生疑问。最大阻力在某种程度上应称为"适宜阻力"。

从模式的全过程来看，阻力始终贯穿于模式，但阻力大小并不是一成不变的。通过PNF抗阻可以分别促进患者产生向心性收缩、等长性收缩、离心性收缩。向心性收缩时在运动初期和末期阻力较小、中期阻力较大。它符合肌肉长度和活动张力法则。向心性收缩适用于PNF的基本模式等。

等长性收缩时阻力由弱到强，后逐渐减小阻力由强到弱，适用于节律性稳定的情况。离心性收缩主要应用于重复牵张和从站立位到坐下动作时的PNF抗阻。

（五）正常节律

从远端到近端协调有序连续动作的肌肉收缩。例如，使用筷子夹菜到嘴边的动作，首先是从手指、腕关节的运动开始，其次是前臂、肘、肩的运动，最终带动肩胛的运动。PNF遵循这种日常生活中常见的协调运动原则，强调旋转（内、外旋）运动。这与人体发育由近端到远端，由中枢到末梢的原则是相反的。也正是人体充分发育后的高级模式。

（六）指令和指导

指令是治疗师和患者沟通的直接方式。告诉患者做什么、发力时机、大小和方向，要求语言简洁易懂。指导主要是在运动过程中修正动作时使用。在此需要强调一点，在发出口令时，治疗师应事先预计到患者的反应，提前调整好自身重心，做好抗阻准备。

（七）视觉刺激

告诉患者注视运动侧肢体远端。通过视觉刺激来帮助患者控制肢体的位置和运动，提高注意力。还可以通过注视、变换颈的位置利于完成动作、带动躯干的肌肉收缩。

四、运动模式

PNF的运动模式是在3个层面同时发生的组合运动模式，被称为"螺旋对角交叉"模式，由于有交叉运动成分，其活动必须跨越人体的中线，从而促进了身体两侧的相互影响和认知。"螺旋对角交叉"运动模式与日常生活动作中最主要的动作模式最为符合，也是大脑皮质最为熟悉、最易巩固的运动模式，所以，对于患者康复也是最为有效的运动模式。

五、PNF的目的

①增大肌力。

②扩大关节活动度，以及高尔基腱器官、神经相互支配的应用。

③改善协调性。

④放松。

⑤改善动作能力，可通过PNF模式促进因疾病引发的各种动作障碍的恢复，还适用于运动障碍的治疗及预防。

六、注意事项

①中枢神经系统疾病，有痉挛患者，不能施加阻力。

②PNF技术是动态技术，要根据患者的功能状况不断调整手法。

③阻力可通过重力、徒手、弹力带等提供，根据患者体质和治疗反应决定阻力大小、运动范围、运动速率、重复次数。

④婴幼儿，认知障碍、听力障碍患者无法理解语言提示，一般不考虑做治疗对象。

第四章　康复治疗技术

第一节　医疗体操疗法

一、概念

医疗体操是根据伤病的情况，为达到预防、治疗及康复的目的而专门编排的体操运动及功能练习。医疗体操对运动器官损伤、手术后、瘫痪患者等的运动器官功能恢复具有良好的作用，也可用于某些脏器疾患如冠心病等的康复治疗。

医疗体操与其他康复手段相比具有以下特点：

1. 选择性强

由于医疗体操是按照伤病情况编排的动作及功能练习，故可针对不同的情况进行编排，使其作用到全身、某一关节或某一肌群。选择不同的准备姿势、活动部位、运动方向、运动幅度运动速度、动作要求及肌肉收缩程度等，可收到不同的效果，便于进行个别训练。

2. 容易控制和掌握

运动量可以通过不同的运动强度、动作幅度、持续时间重复次数等，较准确地控制医疗体操的运动量。

3. 适应性广

按不同的方法编排的医疗体操，可分别达到发展肌肉力量、耐力、关节活动幅度、速度、协调、平衡等不同身体素质，适应康复训练的不同目的。

4. 提高患者的情绪

通过不同的医疗体操，采用多元化的练习，达到相同的康复训练目的。这将有助于改善患者的情绪，取得更好的训练效果。

二、防治慢性颈痛的基本医疗体操

防治慢性颈痛的基本医疗体操如图4-1所示，练习时的注意事项如下。

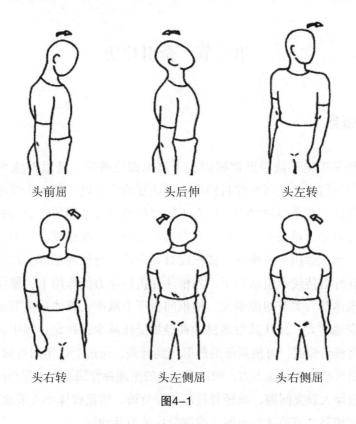

头前屈　　　　　　　头后伸　　　　　　　头左转

头右转　　　　　　头左侧屈　　　　　　头右侧屈

图4-1

①适应症：紧张性颈痛、颈部肌肉纤维肌炎、颈椎一般退行性变、颈椎小关节退行性关节炎、颈椎椎间盘变性、疼痛性或痉挛性斜颈（轻度）、颈椎病神经根型。

②禁忌症：颈椎不稳、严重颈椎间盘突出症、颈椎骨折或脱位。

③练习时动作要慢，切忌快速屈伸或转动头颈。幅度开始宜小，以后逐渐增大至颈肌有轻度牵张感，但仅限于产生微痛，不允许出现明显疼痛或剧痛。

④练习时不宜加做头颈绕环、头颈前伸后缩或难度大的复合练习（如侧向仰头转颈望天等）。

⑤凡患有颈性眩晕、颈动脉狭窄缺血、颈椎椎管狭窄或脊髓型颈椎病的患者，均不宜做头部后伸动作，更不宜在头部后伸姿势下做右转或左转练习，否则会加重缺血眩晕或使椎管变得更窄，加重对脊髓的压迫。

⑥如需加强颈肌肌力，又不宜做颈椎活动性练习时，可做静态抗阻练习。

⑦练习前后，可配合做颈部肌肉的自我保健按摩。

第二节　牵引疗法

一、概念

牵引是采用徒手或借助器械固定于施术部位两端，通过对施术部位产生持续牵拉的作用力来达到治疗目的的一种康复治疗手段。临床主要用于脊柱和四肢关节部位。在牵引过程中，根据不同部位的关节运用的牵引器材种类也不同。总体上可分为器械牵引治疗和非器械牵引治疗。在康复治疗中，脊柱牵引治疗运用广泛，适用于颈椎病、腰椎间盘突出症、脊柱畸形等多种脊柱相关疾病。脊柱在外力持续牵引状态下，各椎体在机械应力的作用下，椎体间距被拉开，相邻椎体及后关节间隙增大，使椎间盘压力减小；椎体后关节被打开，椎间孔也相应地增大，使从其中通过的神经根受压减少；在此过程中，脊柱周围韧带、肌肉被动伸展，可使紧张的肌群得到舒张，通过上述作用可知：

①牵引可减轻椎间盘压力，辅助椎间盘的生理弹性回缩，改善椎间盘病变。

②通过增大棘突间隙，减轻脊柱后关节负荷，纠正椎体小关节紊乱。

③加大相邻关节的活动范围，改善脊柱关节活动度。

④放松脊柱周围肌肉，缓解周围肌群紧张。

⑤缓解因脊柱生理曲度改变引起的疼痛反应。

二、颈椎牵引技术

颈椎牵引在各种颈椎病的治疗当中运用较为广泛，操作方法简单，疗效明显。通过徒手或牵引带顺着颈椎轴方向施加拉力，在对抗躯体自身重力的作用下增大椎间隙、调节椎间孔并调整颈椎与其周围软组织、血管和神经之间的关系，从而达到改善颈椎生理功能的目的。

（一）徒手牵引技术

1. 坐位徒手牵引技术

①体位摆放：患者正坐于治疗凳上，略收下颌，上身正直，保持躯干及颈椎中立位；治疗师站于患者侧后方，双腿微屈膝，一手屈肘用手掌小鱼际或前臂尺侧托在患者下颌部，另一手放在患者后枕部，虎口张开，固定患者枕骨。

②治疗师保持上身姿势不变，缓慢站直双腿，用身体的力量带动双手同时均匀向上沿患者身体纵轴方向牵引用力，并维持恒定力量保持10~30秒后缓慢放松力量回到起始位置。

③双手在治疗过程中避免用力不一致，导致牵引角度改变；用力过程中采用站直身体的腰部发力，避免双手臂用力，减轻手臂力量负荷，维持更好、更长时间的牵引效果，在完成发力后，尽量保持牵引力度不变，避免力量忽大忽小。

2. 卧位徒手牵引技术

①体位摆放：患者去枕仰卧在治疗床上，下颌内收，自然放松；治疗师面向治疗床头取坐位，双手五指张开，从患者头部两侧固定后枕部及下颌。若操作不便时，也可将患者头颈部伸出治疗床头外悬空，增加治疗空间。

②治疗师手臂位置维持不变，用身体后倾带动双手持续用力沿水平方向牵拉患者头部，维持恒定力量10~30秒。

③在牵拉过程中避免角度调整，如需调整角度进行屈曲、伸展体位下的牵引时，应先将患者头部放于初始位置，调整好角度后再进行持续用力牵拉。若手臂力量不够，不能做持续牵引时，可进行5~10秒的间歇牵引，反复3~5次。或加用关节松动带，调整合适长度，环绕在治疗师腰部及双手腕部，辅助牵引时用力。

颈椎徒手牵引技术大多在进行颈部手法治疗时配合运用，徒手牵引相对机械牵引力度较大，短时间作用力强于机械牵引，且牵引的角度调节方便，可根据不同的角度调整以达到最好的治疗效果，同时在牵引过程中，对患者颞颌关节无压迫，避免引起颞颌关节疼痛。卧位徒手牵引时，患者颈部肌群更容易放松，牵引效果优于坐位。但徒手牵引过程中，牵引力量因人而异，无确切量化数值调节，全凭治疗师手感完成治疗，牵引效果也因人而异，相对于机械牵引治疗时间也不够持久，仅作为手法治疗配合应用及无机械牵引时适用。

（二）机械牵引技术

机械牵引治疗常采用电动牵引装置，可分为持续牵引和间歇牵引两种。机械牵引能够提供持续稳定的牵引力度，同时牵引时间和力度可以精确设置，不同体重的患者均可适用，临床上较为常用。具体操作步骤如下：

（1）牵引前详细检查仪器状态，包括颌枕牵引带前、后位置是否合适，魔术贴是否牢固，然后将显示器数值清零，并熟悉仪器各参数的调节方法及范围。

（2）告知患者除去眼镜、耳机等物品，必要时去除耳环，避免干扰颌枕牵引带固定。

（3）定治疗参数。①牵引时间：在10～30分钟，通常设置在15～20分钟内。若需间歇牵引时，牵引时间和间歇时间比例在3∶1或4∶1；②牵引重量：参考患者体重，一般初次牵引以患者体重的7%开始，逐渐增加到10%以内；③牵引角度：根据需要打开的颈椎关节位置来选择合适的牵引角度。

（4）固定颌枕牵引带，可在颌下加小块薄毛巾，减少对颞关节的压迫，同时注意避免颌下牵引带过于靠后压迫气管引起患者不适。

（5）治疗结束后，等牵引时完全放松，所有数值回零后关机，除去牵引带。

（6）询问患者是否有头晕、恶心、头痛、眼花等症状，并嘱咐患者休息1～2分钟后，缓慢活动颈部3～5次，无任何不适后再起身。

（三）自体颈椎牵引

自体颈椎牵引器可有效缓解因颈部肌肉疲劳、颈椎病等原因导致的颈部酸痛，现自体牵引器械种类多样，既有通过充气原理来达到分离牵引颈椎目的，也有以外支撑架作为牵引支点等，通过不同的装置来达到牵引颈椎的目的，某些产品还配有磁热治疗。自体牵引装置虽产品多样、功能大同小异，但都没有明确的充气压力调节数值来确定牵引力度，无法把控治疗效果，且质量参差不齐，如需使用，可在医生指导下选购合适的自体牵引器来作为辅助治疗手段，不能完全替代门诊牵引治疗。

第三节　筋膜手法

一、概念

筋膜是两种特殊类型的结缔组织，即疏松结缔组织（浅筋膜）和致密结缔组织（深筋膜）。浅筋膜（疏松结缔组织）是指皮肤下面表层的筋膜。深筋膜（致密结缔组织）包绕单个肌纤维、纤维束和整块肌肉的筋膜，以及将肌肉连接到骨的肌腱和将骨连接到一起的韧带。

肌筋膜是一类包绕肌肉组织的深筋膜。这一术语有时专用于包绕肌肉的筋膜，有时也用来指肌肉和筋膜整个单位。肌筋膜按摩是一种躯体疗法，其重点是包括肌肉结缔组织、神经肌接头的肌筋膜单元。其中，结缔组织是为机体提供结构并将机体构成一个整体的一类组织，是由少量的细胞分散在纤维、固体、半固体或液体基质中形成的，结缔组织分为5种类型，即疏松结缔组织、致密结缔组织、软骨、骨和血液。

二、肌筋膜按摩手法

（一）深部按压（缺血性按压）

深部按压（缺血性按压）是持续用手指按压激发点8～10秒（Travell和Simons建议持续按压20秒到1分钟）。根据Travell 和Simons 的理论（1999a，1999b），可以随着顾客痛觉敏感的减轻而增加压力。其他人（如Alexander，2003；Hart，1999）认为在操作过程中不需要增加压力。当张力消退或激发点不再紧张时可以解除按压。

（二）振颤法

对于直接按压没有软化反应的部位可以直接在激发点上方用振颤法。作用的机制不明，但是有假设认为振颤是通过刺激周围的神经帮助转移肌肉或关节的疼痛知觉。振颤法放松激发点以轻度按压开始，同时施加一个上下震动的动作。

（三）剥法

剥法是沿肌纤维长度实施的深度轻抚法（如果轻抚足够深，则剥法不再是沿皮肤表面滑行而是在下层组织移动，那么它更确切的名称应是纵向摩擦）。剥法沿紧张带的长度施行，通过整个激发点区域。Danneskoild、Samosoe 等（1983，1986）声称剥法的10个按摩阶段可以帮助缓解纤维组织炎或肌筋膜疼痛的症状和体征。

（四）叩击和牵张

叩击和牵张以被动牵张受损肌肉开始，直到出现第一个抵抗处。然后在激发点处叩击10次（频率应大于5秒1次，小于1秒1次）。当作为自我治疗的技巧时，用于牵张肌肉的叩击法尤其适用于腰方肌（QL）同时推荐用于肱桡肌、指伸肌和腓骨肌（Travell 和Simons，1999a，1999b）。Travell 和Simons告诫在大腿前后筋膜间隙应用这个方法时，因为有可能引起前筋膜室间隙综合征的危险，所以要特别小心。

（五）冰摩擦法 （间断低温法）

冰摩擦法是应用冰来放松激发点的方法。其中一个应用冰摩擦法（间断低温）最简单的方法是将水倒入纸杯里，当中插入一个小棍冷冻成冰棒那样。在准备施行间断低温法时，撕去外面的纸杯，用塑料纸将冰裹上以保持皮肤干燥。以单向平行滑动的方式慢速施行。

（六）呼气放松法

呼气放松法并不是独立的方式，可以与其他按压和运动手法并用。在按摩中应用这个步骤时，首先要用被动或主动牵张拉长肌肉。让患者做深慢呼吸，在呼气期间放松激发点也称激发区，经常用简称TrP部位。这种呼吸技巧可以与深压或牵张（MET）联合应用，或作为自我治疗单独使用。

第四节　水中运动疗法

一、概念

水疗（Hydrotherapy，HT）包括体内水疗和体外水疗，通常水疗指的是体外水疗。它是利用水的温度、静水压、浮力和水中所含的化学成分，以不同方式作用于人体而治疗疾病的方法。而水中运动疗法（Hydrokinesitherapy）则是水与运动的结合，利用水的特性使患者在水中进行运动训练，以治疗运动功能障碍的疗法。水中运动疗法属于水疗的范畴，但有着自身鲜明的特点。它是水疗中最常用的一种疗法，与地面上所采用的运动疗法相比，既有相似之处，又有不同，这是由两种媒质物理性质的差异所决定的。水中运动疗法具有多种作用因素，对神经、肌肉、骨骼损伤及烧伤康复期等患者，均可极大地缓解各种症状或改善运动功能，具有其独特的治疗作用。

二、水中步行训练

利用水的浮力减轻身体重量对下肢的负荷，使下肢肌力较弱的瘫痪患者可以在水中行走。单纯的下肢无负荷状态即可满足正常的步态机制。只要患者平衡能力强，水中步行较地面上容易。

在水中步行训练前，可根据患者功能情况先进行水中坐位训练，尤其是长坐位受限的患者，可在水中完成各种坐位训练。水池中的台阶可提供患者各种水深条件下的坐位；浸入水中椅子、浮力装置均可提供坐位训练。当患者坐位耐受程度增加，可降低水的深度，由此可使训练更接近陆地训练状态。

患者还可以进行水中的起立训练和转移训练。

首先应在平行杠内双手抓住平行杠训练步行，由于身体重量被浮力抵消，在手的支撑下即使对肌力较弱的瘫痪患者也易于完成。这同样适用于下肢肌肉关节病变或骨折恢复期的患者。

然后过渡到独立步行。步行时可以用手的活动帮助身体平衡。

需要有氧训练的患者则可以用水中加速步行的方式，通过水的阻力增加运动负荷，从而达到训练目的。

每次训练时间15~20分钟，1次/日。体质较差或病情较重的患者可以采用间断训练方式。

注意事项：若存在步态改变，则需要视觉或触觉提示；当获得正常步态时，水的深度可降低，以逐渐接近陆地环境。

三、水中运动疗法的适应症与禁忌症

（一）水中运动疗法的适应症

水中运动疗法是一项非常好的康复运动，不仅适用于小儿麻痹、脑性麻痹、发展迟缓、唐氏综合征、过动儿、智能不足、肌肉萎缩症、臂神经丛麻痹、脑部损伤、孤独症、先天成骨不全（玻璃娃娃）等患者，对骨科病患、关节炎等疾病的康复也有帮助，可以强化运动效果，尤其对心肺功能帮助特别大。

①由于肢体痉挛而不能在陆地进行康复锻炼的上运动神经元损伤综合征（主要包括脊髓损伤、中风、脑外伤、脑瘫、帕金森病等）患者。

②由于骨关节病变或损伤导致肢体功能障碍（包括骨性关节病、强直性脊柱炎、风湿或类风湿性关节炎等），伴有局部疼痛，下肢主要肌群的肌力<3级，在陆地不能进行步行活动，但以恢复步行为目标的患者。

③腰椎间盘病变或其他慢性疼痛患者，不能直立进行有氧运动训练，而又需要提高身体耐力者。

（二）水中运动疗法的禁忌症

①皮肤、眼和耳有感染或炎症。

②发烧。

③开放性运动损伤。

④传染性疾病患者。

⑤恐水症。

⑥严重癫痫患者。

⑦未控制的高血压、严重动脉硬化、心脏病、不稳定性心绞痛、肿瘤晚期。

⑧女性月经期。

⑨大小便失禁。

⑩身体虚弱。

⑪呼吸功能障碍、心肺功能不全，肺活量少于1升。

⑫严重肾脏疾病。

⑬严重的外周血管疾病。

⑭有出血倾向。

⑮运动疗法的其他禁忌证，如骨折未固定或未愈合等。

第五节　强制性运动疗法

一、概念

强制性运动疗法（constraint induced movement therapy，CIMT）是20世纪80年代以来康复医学的进展之一，国内外大量研究表明，这种方法能明显提高脑卒中患者的上肢运动功能和日常生活能力。强制性运动疗法的基本方法是限制健肢的使用，强制患者使用患侧上肢，并短期集中强化训练患肢，同时注重把训练内容转移到日常生活中。其机理是克服脑卒中患者患侧肢体由于功能缺陷而逐渐形成的废用现象（习得性废用），恢复被掩盖了的运动功能，并通过大脑皮质功能重组，使这种恢复得以长久保留。该种方法突破了传统运动疗法的观念，在脑卒中后运动功能恢复的平台期（一般为6～12个月）后实施强制性治疗，仍能显著提高脑卒中患者上肢的运动功能。强制性运动理论相继应用在治疗下肢运动功能障碍、失调症局部手肌张力障碍、幻肢痛等方面，取得了成功的经验，给脑卒中患者带来了更多的希望。

二、强制性运动疗法应用

到目前为止，有关CIMT治疗效果的试验，主要侧重于对病程>1年的慢性期脑卒中患者的研究，仍缺乏CIMT在亚急性期脑卒中患者康复中效果的研究。有研究结果显示，经过2周的CIMT治疗后，亚急性期组和慢性期组脑卒中患者的上肢运动功能都明显改善，特别是CIMT在亚急性期脑卒中患者上肢运动功能改善方面显现出比在慢性期脑卒中患者更大的康复效力。这一研究的结果在临床实践中更具有指导意义，因为在实际工作中遇到处于亚急性期的脑卒中患者远比慢性期的脑卒中患者为多，给予亚急性期脑卒中患者CIMT干预让患者的上肢运动功能能够再次获得显著的改善，从而减缓恢复平台期的出现。另外，在脑卒中急性期或亚急性期，患者因重复使用患侧上肢的挫败经验，而改用健侧上肢来代偿完成日常生活动作，而且随着时间的推移，患者更加不愿意使用患侧上肢，使习得性废用现象持续强化，同时也掩盖患侧上肢潜在的恢复能力。Page在亚急性期脑卒中患者中应用改良的CIMT干预后，发现CIMT不但能促进患侧上肢运动功能的恢复，更主要的是矫正患侧上肢的习得性废用，增加了患侧上肢在日常生活中的使用量。因此给予亚急性期脑卒中患者CIMT干预可以尽早地阻断习得性废用的强化过程，增加患侧上肢在日常生活中的使用量，同时也可以促进患侧上肢实用功能的恢复。脑卒中后随着缺血半暗带的代谢性损伤的恢复、局部循环的改善和部分受损缺血性神经元的恢复，可出现迅速的早期功能恢复，这种机制通常可解释为脑卒中后的自发性恢复，自发性恢复一般发生在发病后的3~6个月的亚急性期内，此后的功能恢复则定能基于一套完全不同的机制——脑内结构和功能的重组即脑的可塑性，它既可发生在脑卒中早期，也可发生在慢性期。

　　CIMT治疗适用于40~81岁的卒中患者，不仅适用于上肢瘫痪的慢性卒中者（卒中后12~169个月，中位数是31个月）、急性卒中者（卒中后2周内）、亚急性卒中者（卒中后2~16周，1~6个月），还被应用于下肢的康复。有研究表明，下肢的强化大量CIMT治疗可以提高卒中后患者的运动功能、灵活性、力平衡、重量负荷对称性和步行能力。长期的后续研究表明效果持久。脑卒中急性期患者应用CIMT的突出效果在于可以很好地转化为真实环境中的实用能力，患者可以在日常生活中大幅度增加患侧肢体的实际使用，能较快地提高ADL能力，增强康复信心，缩短患者的住院康复训练时间。本组研究结果表明，CIMT在促进急性脑卒中偏瘫患者上肢运动功能恢复及提高日常生活能力等方面显著优于常规康复训练，方法简便易行，对脑卒中急性期肢体瘫痪的治疗是有价值的。CIMT与其他技术包括机器人、虚拟环境、药物控制、皮质刺激等的整合是未来的发展方向。在恢复过程中的早期加强CIMT治疗相关的强度并不加重疼痛、疲乏。mCIMT对老年卒中者的运动功能的提高、日常功能、健康相关的生存质量方面是一种很有前途的干预，即使执行严格的训练计划，那些老年卒中者仍然能耐受。

第六节　运动再学习疗法

一、概念

运动再学习疗法是将中枢神经系统损伤后恢复运动功能的训练视为一种再学习或重新学习过程的治疗方法。它利用了学习和动机的理论以及在人类运动科学和运动技能所获得的研究结果，在强调患者主观参与和认知重要性的前提下，着重按照运动学习的信息加工理论和现代运动学习的方法，对患者进行再教育，以恢复其运动功能。

二、实施

1. 训练的步骤

①动作分析，找出主要的功能缺失问题。
②训练功能缺失的成分。
③训练有功能的活动。
④将学得的运动转化应用于日常生活的各个方面。

2. 训练内容

①上肢功能训练。
②口面功能训练。
③床边坐起训练。
④坐位平衡训练。
⑤站起和坐下训练。
⑥站立平衡训练。
⑦行走训练。

3. 注意事项

①应向患者及其家属解释运动再学习的概念和主要方法，以获得患者及其

家属的积极配合。

②治疗师应充分了解应用运动再学习的目的是增强运动的控制能力，而非增强肌力。

③治疗师应掌握训练（学习）开始的时机。训练应在患者病情稳定后立即开始，以避免患者有学习错误活动的机会。

④早期训练时，应要求患者注意力保持集中。

⑤要注重训练与日常生活功能相联系的特殊作业，要模仿真正的生活条件，训练要按正确的顺序进行。

⑥注意训练的目的是恢复或发展有现实意义的日常工作生活能力，而非某种运动模式。

⑦充分利用感觉反馈，尤其是视觉、听觉反馈。

⑧训练要循序渐进；制定的目标要符合患者的病情；训练过程中应多给予患者鼓励，不要使患者丧失信心。

⑨训练强度要适当，避免患者产生疲劳。

三、适应症和禁忌症

（一）适应症

脑血管意外后、脑性瘫痪、颅脑损伤等中枢神经系统伤病患者。

（二）禁忌症

无特别的禁忌症。如患者伴有高血压、心脏病或严重身体衰弱，则需要予以监控，掌握适当的运动量。

第七节　运动想象疗法

一、概念

运动想象疗法是指为了提高运动功能而进行的反复运动想象，没有任何运动输出，根据运动记忆在大脑中激活某一活动的特定区域，从而达到提高运动功能的目的。

脑卒中导致的偏瘫严重影响患者的运动功能、生活自理和社会参与能力，给患者、家庭和社会带来沉重负担。目前针对脑损伤后运动功能障碍的功能训练方法有多种，但仍在探寻有显著疗效的治疗技术。主动运动训练对患者康复发挥重要作用，但要求患者具有一定的自主运动能力；被动运动训练没有患者的主动参与，收效甚微。近年来，运动想象技术除广泛应用于体育运动训练外，也逐渐应用于脑卒中偏瘫的临床康复治疗，成为触通运动网络新的治疗手段，被认为是近几年脑卒中后瘫痪肢体康复治疗的重要新进展之一，是脑卒中康复的一种新方法。

二、实施

运动想象疗法的具体实施方法有3种方式：听录音指令、自我调节及观察后练习等的研究中所使用的是听录音指令的方法，运动想象训练在PT训练后进行，训练场所为单独房间，或患者在家中进行。

运动想象作业项目取自PT室训练的作业项目。

运动想象疗法所采取的作业项目有：OT训练作业中的功能性ADL训练，即用偏瘫侧上肢移动木块、拾物及抓住杯子、拿杯子喝水、做饭、购物，增加步行速度及对称性，踝关节运动等。Jackson等对1例脑卒中患者进行了运动想象疗法训练。患者仰卧位，尽可能快而准确地做踝关节运动，听到高音调（2000Hz）声音后做背屈动作，在听到低音调（100Hz）声音后做跖屈动作。患者需要先将足放在中立位，然后才能促发下一个听觉刺激。熟悉运动动作后，让患者做一个序列（6个动作）的踝部背屈及跖屈运动（上—下—下—上—下—上）。每一次治疗做5组动作，每一组做6个序列的运动，因此每一次治疗包括30个序列动作。他们设计的指令为：①假定一个舒适的坐位或仰卧位；②以第一人称来想象运动，仿佛你实际做这些运动；③避免你的头部及下肢运动或肌肉收缩，保持放松状态；④记住像实际运动那样看到及感觉到运动；⑤在进行一组训练时要一直闭上眼睛；⑥对想象动作进行计数（可以用手指），必须想象每一组做6个序列的运动；⑦如果在每一组训练过程中精力分散，应睁开眼睛，放松片刻后从头开始；⑧记住尽可能快且准确地做动作。

运动想象疗法的具体实施办法因想象作业项目的不同而不同。一定要在安静的环境中进行，而且患者应该处于放松状态。

第八节　按摩疗法

一、定义

按摩疗法是以身体软组织正常化为目的的治疗性手法，具有机械的、反射的、神经病学的和心理学的作用。

按摩疗法的生理作用：

1.机械作用

血管变化是按摩的一种明显机械作用，施加于软组织的机械压力可促使血液等发生流动的改变，如由肢体远端向近端方向的向心性按摩可使回心血流增加。

2.反射变化

按摩既能刺激皮肤感受器，还可能刺激表浅骨骼肌的肌梭感受器，产生相应的反射效应。

3.心理作用

按摩可产生一定的放松感觉和舒适感。

二、实施

1.基本手法

（1）推摩　治疗师用手掌对患者皮肤施加一定的压力，并轻轻地做向心性、按抚性滑动。常用于软组织轻度疼痛和损伤后肿胀部位的周围、弛缓性麻痹肌肉等处，也可用于其他按摩方法前的准备和不同按摩方法之间的过渡。一般来说其作用表浅，具有抑制、镇静、止痛等效应。

（2）揉捏　治疗师拇指和其他手指相对将患者皮肤、皮下组织、肌肉提捏，并由远端向近端方向进行，有助于牵张、分离肌肉纤维、筋膜和瘢痕组织。其作用较深，常适用于按摩肌肉末端处，有兴奋作用，也可对肌腱、韧带处进行揉捏，可刺激高尔基复合体及本体感受器，加强治疗效应。

（3）强擦　治疗师一手托住治疗部位对侧，另一手用指尖、拇指或手的根部垂直压向治疗部位深处，并做圆形运动，以分离造成活动受限和疼痛的肌肉、肌腱纤维或瘢痕组织粘连。其作用较推摩稍深，也有抑制、镇静等作用。

（4）叩击　治疗师用拳、掌或指轻叩局部，适用于刺激弛缓性麻痹的肌肉，但在某些骨关节疾病时，则具有抑制止痛的作用。

（5）震颤　治疗师屈肘90°、伸腕、伸指，以指端特别是拇指端压在治疗部位并作水平方向的颤动，以用于镇痛。

2. 步骤

①选择有助于放松治疗部位的体位。

②治疗前可以配合温热疗法，以放松治疗部位的肌肉。

③用枕头、小垫等物品垫于患者踝部、腹部（俯卧位时），有助于进一步放松。

④必要时使用按摩介质。

⑤先用轻而慢的推摩手法，逐渐增加其深度，然后开始揉捏手法。

⑥需要时应用强擦手法。

⑦重复应用揉捏和深推摩手法。

⑧轻推摩手法结束治疗。

3. 治疗时间和频度

①根据病情及治疗部位，每次治疗可以数分钟至1小时。

②每日一次或隔日一次。

4. 注意事项

①根据治疗目的决定按摩的方向。为改善血液淋巴循环，按摩方向宜从远至近；为促进瘫痪肌肉的功能恢复，则按摩方向宜从近端肢体至远端肢体（因为瘫痪肌肉的功能恢复常从肢体的近端肌群开始）。

②根据病情需要选择按摩手法。例如，痉挛性瘫痪宜选用轻至中等强度

的手法，且主要起抑制作用，如推摩等，按摩时间也应宜长，直至痉挛缓解、减轻。对弛缓性瘫痪，则可用较强且兴奋性较高的手法，如揉捏、叩击、颤摩等，时间宜恰当，不宜过长。

③治疗时患者身体尽量放松，尤其是被按摩的部位，有助于提高按摩的效应。

④在关节部位，大血管、神经干比较表浅，按摩手法强度宜适中，以免引起损伤。

⑤每次按摩后不应引起疼痛，更不应引起痉挛。

⑥采用与皮肤摩擦较强的手法时，应使用滑石粉、橄榄油等介质。

⑦损伤处于急性或亚急性期时，按摩可能会增加炎症反应。

⑧按摩应与其他治疗很好配合，如按摩后可做被动活动、主动活动等。

三、适应症和禁忌症

（一）适应症

①促进静脉回流。
②减轻水肿。
③缓解疼痛。
④抑制痉挛。
⑤兴奋或放松神经肌肉。
⑥改善局部血流。

（二）禁忌症

①局部皮肤创伤、湿疹、炎症或新鲜瘢痕。
②局部的肿瘤、结核。
③局部血肿早期及其他出血倾向。
④局部开放伤口未愈合。
⑤局部或邻近处骨折未愈合。
⑥孕妇或经期妇女的下腹部、腰骶部。

第九节　麦肯基疗法

一、概念

麦肯基技术又称McKenzie技术，是由新西兰物理治疗师RobinMcKenzie先生创立的一种专门治疗颈、肩、腰、腿痛的技术。McKenzie认为坐姿不良和反复低头弯腰是造成颈、肩、腰、腿痛的重要因素。因此，正确姿势的维持和有针对性的运动会消除患者颈、肩、腰、腿痛的症状。

应用麦肯基方法对患者进行治疗的关键是诊断。当患者第一次就诊时，首先要用麦肯基评测方法详细了解患者的现病史、疼痛特点、既往史、手术外伤史等，其次根据患者的耐受情况，对患者进行各个方向的运动试验及其他检查，得出初步诊断。如果初步诊断为三大力学综合征其中之一，可以应用麦肯基方法治疗；如果初步诊断不符合力学综合征，患者临床表现不典型，需要进一步检查以明确诊断。所以在临床应用时，只要正确地使用麦肯基评测方法，就不会错误地应用麦肯基治疗方法，而给患者造成危害。

为此McKenzie设计了一套完整的评估表，通过详细的体检和运动试验，确定适合患者姿势、运动或手法并施以治疗，患者的疼痛、麻木、发胀等症状会在数天之内缓解甚至消失，而不需要任何药物或是手术。

二、实施

（一）运动试验

麦肯基力学诊断治疗方法是从患者的评定开始的。运动试验是麦肯基评定系统中最关键的部分，通过运动试验来确定患者的力学诊断。进行运动试验时，在每一个新的运动开始前，一定要明确患者当时症状的程度和部位，以当时的症状为基准，与运动后相比较，才能准确判定每个运动方向对症状的影响。本任务主要讲述麦肯基技术治疗腰痛的方法。

1. 腰椎运动试验的顺序

①站立位屈曲。

②站立位反复屈曲。

③站立位伸展。

④站立位反复伸展。

⑤卧位屈曲。

⑥卧位反复屈曲。

⑦卧位伸展。

⑧卧位反复伸展。

⑨站立位侧方滑动。

⑩站立位反复侧方滑动。

2. 静态试验

对于多数患者在进行运动试验时可以发现某个运动方向对患者的症状有影响，并根据运动试验的结果进行诊断和决定治疗方案。但如果各个方向运动都不能影响患者的症状，需要进行静态试验。静态试验是让患者维持在受累脊柱节段某个方向终点位置3分钟，观察患者的症状有无变化。

腰椎静态试验包括弓背坐姿、挺直坐姿、弓背站立、挺直站立、俯卧腰椎伸展位、直腿坐位。

3. 运动试验后症状的变化描述术语

①加重　运动中原有症状程度加重。

②减轻　运动中原有症状程度减轻。

③产生　运动前无症状，运动中出现症状。

④消失　运动中症状消失。

⑤向心化　运动中症状的部位向脊柱中心区变化。

⑥外周化　运动中症状的部位向肢体远端变化。

⑦变化　运动中原有症状的程度和部位有变化。

⑧好转维持　运动中发生了减轻、消失、向心化等现象，这些变化在运动后能持续存在。

⑨好转不维持　运动中发生了减轻、消失、向心化等现象，在运动后又恢复至运动前的基准。

⑩加重维持　运动中发生了加重、产生、外周化等现象，这些变化在运动后能持续存在。

⑪加重不维持　运动中发生了加重、产生、外周化等现象，在运动后又恢复至运动前的基准。

（二）训练方法

1. 俯卧位（腰椎治疗技术1）

起始位：患者俯卧位，头转向一侧，双上肢置于体侧。

技术类型：持续体位。

具体方法：患者全身放松，静止5～10分钟。

适用范围：俯卧位是患者自我疗法的第一步。应用于后方移位综合症患者治疗的第一步，与其他治疗技术相配合，应用于伸展功能不良综合症的治疗。

2. 俯卧伸展位（腰椎治疗技术2）

起始位：同俯卧位。

技术类型：持续体位。

具体方法：患者从俯卧位开始，用双肘将上半身抬起，骨盆和大腿不离开床面，维持5～10分钟。注意要让腰部有意下陷。

3. 俯卧伸展（腰椎治疗技术3）

起始位：患者俯卧位，双手掌心朝下置于肩下。

技术类型：患者自我运动。

具体方法：患者用力伸直双上肢将上半身撑起，骨盆以下放松下陷，上半身降下至起始位，重复10次。第一组完成后有效，可进行第二组，力度可加大，最后2～3次在终点位维持数秒。

适用范围：俯卧位是前两个治疗技术的升级，应用间歇的伸展应力有泵的作用和牵伸的作用，是治疗后方移位综合症和伸展功能不良综合症最重要和最有效的方法。

4. 俯卧伸展加压（腰椎治疗技术4）

起始位：患者俯卧位，双手掌心朝下置于肩下。用一条安全带固定在需要伸展的腰椎节段之下，用于防止骨盆和腰椎离开床面。

技术类型：患者自我运动。

具体方法：患者的运动方式同腰椎治疗技术3，但在伸展时由于安全带固定增加外力，增大了腰椎的伸展角度。也可以用其他外力达到同样的效果。

适用范围：这个治疗技术较前一个治疗技术产生更大的伸展力，作用更局限。更适合于伸展功能不良综合症。

5. 持续伸展位（腰椎治疗技术5）

起始位：患者俯卧位治疗床可调节角度。

技术类型：持续体位。

具体方法：将治疗床的头侧缓慢地抬起，5～10分钟抬起3～5厘米。一旦达到最大伸展角度，维持在体位2～10分钟，持续时间根据患者的具体情况调整。治疗结束时，需要缓慢地降低床头，一般需要2～3分钟回复到水平位。

6. 站立位伸展（腰椎治疗技术6）

起始位：患者站立，与肩同宽双手支撑腰部，手指朝下。

技术类型：患者自我运动。

具体方法：患者尽量向后弯曲躯干，用双手为支点，达到最大伸展范围后回复至起始位。动作重复10次。

适用范围：与卧位伸展效果相似，可应用于后方移位综合症和伸展功能不良综合症的治疗，但若在急性期，则效果不佳。当没有条件进行时可用站立伸展代替。

7. 伸展松动术（腰椎治疗技术7）

起始位：患者俯卧位头转向一侧，双上肢置于体侧，全身放松。治疗师站在患者身旁，双手交叉，双手掌根置于应治疗的腰椎节段的两侧横突上。

技术类型：治疗师治疗技术。

具体方法：双上肢同时对称地施加柔和的压力，随后立即松开，松开时治疗师的双手仍保持与患者腰部皮肤接触。有节律地重复10次，并观察患者的症状变化。同样的治疗技术可以应用于相邻的节段。

8. 伸展手法（腰椎治疗技术8）

起始位：患者俯卧位，头转向一侧，双上肢置于体侧，全身放松。治疗师站在患者的身旁，双上肢交叉，双手掌根置于后方腰椎节段的两侧横突上。

技术类型；治疗师治疗技术。

具体方法：在实施伸展手法前，必须先进行伸展松动术，并同时观察患者的反应，以确保手法实施的安全性。治疗师调整双手与患者脊柱之间的角度，上身前倾，缓慢地施加压力直至脊柱紧张，在此终点位施加一次瞬间、小幅度、快速的猛力，随后立即松开。

9. 伸展位旋转松动术（腰椎治疗技术9）

起始位：患者仰卧位，头转向一侧，双上肢置于体侧，全身放松。治疗师站在患者身旁，双手交叉，双手掌根置于应治疗的腰椎节段的两侧横突上。

技术类型：治疗师治疗技术。

具体方法：治疗师双上肢交替用力加压，产生摇摆效果，重复10次，必要时在临近节段重复。

适用范围：后方移位综合症，症状不对称或仍有单侧症状，当患者自我治疗不能达到满意效果时，可应用此治疗技术。

10. 伸展位旋转手法（腰椎治疗技术10）

起始位：患者仰卧位，头转向一侧，双上肢置于体侧，全身放松。治疗师站在患者身旁，双手交叉，双手掌根置于应治疗的腰椎节段的两侧横突上。

技术类型；治疗师治疗技术。

具体方法：在应用此手法之前，一定要先进行旋转松动术，由此既能确保其安全性，又能根据患者症状的变化决定治疗的位置。治疗师调整双手与患者脊柱之间的角度，上身前倾，缓慢地加压直至脊柱紧张，在此终点位施加一次瞬间、小幅度、快速的猛力，随后立即松开。

适用范围：后方移位综合症，应用伸展位旋转松动术未达到满意疗效时。

11. 屈曲位持续旋转/屈曲位旋转松动术（腰椎治疗技术11）

（1）持续旋转

起始位：患者仰卧位，治疗师站在患者身旁，面朝向患者头侧。

技术类型：治疗师治疗技术。

具体方法：治疗师一只手置于患者一侧的肩上固定，用另一只手屈曲患者的双侧髋膝关节至一定角度后，向治疗师方向旋转，维持在这个体位30～50

秒，此时患者的腰部处于侧屈加旋转的位置。

适用范围：此治疗技术主要应用于综合症的治疗。在整个过程中必须密切观察患者的反应。任何症状的外周化都提示在此体位维持时间过久。

（2）屈曲位旋转松动术

起始位：同前。

技术类型：治疗师治疗技术。

具体方法；治疗师一只手置于患者一侧的肩上固定，用另一只手屈曲患者的双侧髋膝关节至一定角度后，向治疗师方向旋转，维持在这个体位30~50秒，此时患者的腰部处于侧屈加旋转的位置。

适用范围：功能不良综合症和移位综合症。

12. 屈曲位旋转手法（腰椎治疗技术12）

起始位：同腰椎治疗技术11。

技术类型；治疗师治疗技术。

具体方法：必须先进行腰椎治疗技术11以确保手法治疗的安全性。多数移位的患者选择腰椎旋转向健侧，双下肢旋转向患侧。对功能不全综合症的患者治疗时应选择受限的方向。治疗师将患者下肢屈曲并旋转至最大幅度后，在终点位施加一次瞬间、小幅度、快速的猛力，然后立即松开。

适用范围：移位综合症，应用屈曲位旋转松动术疗效未达到满意疗效时。

13. 卧位屈曲（腰椎治疗技术13）

起始位：患者卧位，双足底接触床面，双髋膝关节屈曲约45°。

技术类型：患者自我运动。

具体方法：指导患者用双手带动双膝向胸部运动达到终点时，双手用力下压，随后放松双足回复至起始位。重复10次，前两次需小心进行，最后两次达到最大屈曲位。

适用范围：后方移位综合征的患者，在复位治疗后开始功能恢复治疗时应用；屈曲功能不良综合症的患者；移位综合症（前方移位）的患者复位治疗。

14. 站立位屈曲（腰椎治疗技术14）

起始位：患者站立位，双足分开大约30厘米，双膝伸直。

技术类型：患者自我运动。

具体方法：患者向前弯腰，双手沿大腿前方下滑，有节律地重复10次，起初要轻柔、小心。

15. 抬腿站立位屈曲（腰椎治疗技术15）

起始位：患者站立，一侧下肢站在地面，另一侧下肢放在椅子上，大约屈曲90°。

技术类型：治疗师治疗技术。

具体方法：保持负重的下肢膝关节伸直，指导患者上身前倾，患者可以通过牵拉抬起同侧肩部进一步加压，重复60次。每次屈曲要回复至站立位。

16. 侧方偏移的手法矫正（腰椎治疗技术16）

起始位：患者站立位，双足分开大约30厘米。

技术类型：治疗师治疗技术。

具体方法：治疗师站在患者偏移侧，将患者该侧双手左右来回晃动，第一次用力时一定要轻柔，并且使瞬间力，在评测患者对该治疗技术的反应时，要有节律地重复10~15次，防止过度矫正时患者的疼痛明显减轻并向心化。

适用范围：移位综合症有急性腰椎侧弯畸形的患者。

17. 侧方偏移的自我矫正（腰椎治疗技术17）

起始位：治疗师与患者面对面站立，治疗师的一只手置于患者偏斜侧的肩上，另一只手置于对称的肩上。

技术类型：患者自我运动。

具体方法：先由治疗师的用力矫正侧方偏移，方法为治疗师双手努力挤压患者侧方偏移的矫正，注意保持患者双侧肩与地面平行，在过度矫正位置停留1~2分钟很有必要。在治疗师的帮助下，患者能学会骨盆的侧方移动来进行自我侧方移动矫正。

适用范围：移位综合症有急性腰椎侧弯畸形的患者。

三、禁忌症

以下列举一些麦肯基方法的绝对禁忌症和相对禁忌症。如果患者为绝对禁忌症其中之一，不应对该患者进行力学评测；如果患者尚未明确诊断出严重的病理变化，在进行力学评测时其症状变化不符合力学特征，可及时进一步检查；如果患者有相对禁忌症其中之一，在评测过程中需格外小心，在试图应用力学治疗方法时，特别需要注意力的大小并格外关注患者的症状在力的作用下的变化。

（一）绝对禁忌症

①原发或继发恶性肿瘤。

②各种感染。

③疾病炎症活动期。

④中枢神经受累（脊髓受压体征，马尾病灶等）。

⑤严重骨骼疾病。

⑥骨折、脱位和韧带撕裂等骨关节肌肉系统不稳定因素。

⑦血管性疾病。

⑧糖尿病晚期。

（二）相对禁忌症

①轻至中度骨质疏松，无并发症。

②结构性/先天性疾病。

③炎症性疾病非活动期。

④韧带松弛。

⑤妊娠，尤其最后2个月。

⑥骨关节炎晚期或多节段性。

⑦精神性或行为性疾病。

⑧既往腹部或胸部手术。

⑨服抗凝药或长期口服激素。

⑩近期重大创伤后。

⑪近期手术后。

⑫服用止痛药后在止痛效应期内。

⑬严重疼痛，不能活动。

第十节 神经松动术

一、概念

神经松动术（Nerve Mobilization），是现代康复治疗技术中的技能之一，是治疗师利用神经走向（含中枢和周围神经系统）针对神经组织（含其结缔组织）施以机械性拉力而从达到治疗的目的方法。主要是针对神经组织卡压或者粘连诱发的症状。松动形式有两类。

1. 滑动松动

特点：在MID-RANGE的大幅度动作。单向滑动，主要产生神经组织与周围组织相对活动，避免粘连。

2. 张力松动

特点：在end-range牵拉。双向牵伸，内部张力作用明显，主要产生神经组织内的变化而改善症状。

（注意：治疗2～5分钟，每治疗10～15秒休息一下。）

二、操作手法

（一）正中神经松动

患者体位：仰卧。

松动技巧：下压肩带，再轻轻外展肩关节，将肘关节伸直，外旋手臂并旋后前臂，再加上腕关节、手指、大拇指伸直，最后再将肩关节做出最大外展，完全牵拉的姿势包括颈部向对侧侧屈。

（二）桡神经松动

患者体位：仰卧。

松动技巧：下压肩带，再轻轻外展肩关节，将肘关节伸直，内旋手臂并旋前前臂，再加上腕关节、手指、大拇指屈曲，最后再将腕关节尺侧偏移，完全牵拉的姿势包括颈部向对侧侧屈。

（三）尺神经松动

患者体位：仰卧。

松动技巧：伸直腕关节并将前臂旋后，接着做肘关节最大角度屈曲，再加上肩关节下压，维持此姿势并加上肩关节外旋及外展，最终姿势病患的手接近他（她）的耳朵边，手指面向后方，在最大牵拉姿势下加入颈椎对侧侧屈。

三、适应症和禁忌症

（一）适应症

①异常肌张力。包括肌张力低和肌张力高。
②身体节段或四肢的异常姿势和对线不良。
③关节活动受限导致神经组织挛缩。
④感觉减退或障碍。
⑤不明原因的持续性疼痛。
⑥肩手综合症和肩痛。
⑦自主神经系统障碍。
⑧失去选择性运动，只能进行粗大的共同运动。

（二）禁忌症

①骨折未愈合。
②关节不稳。
③关节炎。
④神经支配皮肤创伤。
⑤神经松动术后症状加重。

第五章　常见伤病的运动康复

第一节　常见运动损伤后的康复

在运动中发生的各种损伤，统称为运动损伤。其含义有两个方面，一是指在运动中发生的损伤，二是指运动性损伤即运动技术性伤病。运动损伤与一般损伤不同，有其自身的特点和规律。了解运动损伤发生的原因和发病规律，认真做好预防工作，就能最大限度地减少或避免运动损伤的发生。

一、韧带损伤的运动康复

体育运动中的韧带损伤主要是指发生在膝关节、踝关节等关节部位的韧带损伤。

（一）膝关节韧带损伤

膝关节韧带主要包括侧副韧带、髌韧带以及前后交叉韧带等，这些韧带是膝关节重要的辅助结构，对稳定、维持膝关节正常功能有着重要的作用。膝关节韧带损伤在运动中十分常见，多见于足球、摔跤、滑雪、篮球、跳高等运动项目中，其中以侧副韧带和前交叉韧带的损伤尤为常见。

1. 侧副韧带损伤

（1）解剖生理特征

膝关节侧副韧带分为内侧副韧带和外侧副韧带，是防止膝关节侧向运动，稳定膝关节的重要辅助结构。

内侧副韧带位于膝关节内侧，分前后两股。前股（前纵束）起于股骨内收肌结节，下行跨过膝关节止于胫骨内侧面，其深部纤维与内侧半月板相连，可有效地防止膝关节过度外展。内侧副韧带前股在屈膝150°时较为松弛，而在膝关节处于伸直位和小于150°的屈膝位时均呈紧张状态。后股分后上斜束和后下斜束。前者起于前纵束的后部，止于胫骨内侧髁后缘以及内侧半月板后缘，后者为半膜肌下端肌腱的一部分。膝关节内侧副韧带损伤时往往合并有内侧半月板的损伤。外侧副韧带位于膝关节外侧，起于股骨外上髁，止于腓骨小头，可有效防止小腿过度内收和内旋。外侧副韧带在小于150°屈膝位时呈松弛状态，而在150°直至膝关节伸直位时紧张。膝关节外侧副韧带与半月板之间无联系。

（2）损伤机制与病理

内侧副韧带损伤主要是膝关节过度外翻所致，即膝部屈曲位时小腿突然外展外翻或大腿突然内收内旋时发生。例如，踢足球时两人对脚、摔跤时用绊等。损伤程度视受力大小而定，轻则韧带扭伤或韧带部分断裂，重则韧带完全断裂甚至合并内侧半月板损伤、前十字韧带损伤及断裂或胫骨内侧髁撕脱性骨折。

外侧副韧带损伤通常与膝关节过度内翻有关，由于小腿突然内收内旋或在小腿固定时大腿突然外展外旋所致。例如，跳远、剪式跳高落地不稳，侧向倒地时。由于外侧副韧带特殊的解剖特征，与内侧副韧带相比，其损伤的发生相对较少，损伤程度也较轻。但一旦发生严重损伤，往往会合并其他组织的损伤。

（3）康复治疗

内侧副韧带损伤早期的治疗以止血、消肿、减轻炎症为主要目的。在处理时必须遵循软组织损伤的处理原则，常用的方法是在受伤后即刻（即早期）在局部冷敷，加压包扎，固定膝关节于微屈位并将伤肢抬高。24～48小时后（中期）拆除包扎，无再出血者，可在损伤周围组织采用热疗或外敷中草药。72小时后（后期）方可对患部进行按摩、理疗，以不引起疼痛为度。对于韧带完全断裂者，最好的治疗方法是手术缝合。外侧副韧带损伤无论严重程度如何，一般都应进行手术探查，根据情况酌情处理，或固定制动，或物理治疗，或手术缝合。

（4）伤后运动康复训练

伤后的体育康复训练非常重要，韧带轻度拉伤者，伤后48～72小时在黏膏支持带或弹性绷带的保护下可开始练习行走。韧带部分断裂者疼痛减轻后，可在坐位或仰卧位下尽早进行股四头肌的静力性收缩（绷劲）训练、直抬腿训练，1周后无再出血现象且肿胀减轻后，可开始练习站立，直至行走。韧带完全断裂者，若身体情况较好且无并发症，手术后当日便可进行肌肉功能恢复训练，1～2周后可进行站立行走训练。

2. 前交叉韧带损伤

（1）解剖生理特征

前交叉韧带分为后外束和前内束，它起于胫骨棘前侧，止于股骨外侧髁的内侧面。后外束在膝屈曲位30°时紧张，膝内翻时易断裂。前内束则于膝屈曲90°时紧张，膝外翻时易断裂。就整个韧带而言，膝过伸或过屈时紧张，而半屈位时稍有松弛。前交叉韧带具有防止胫骨前移、膝过伸、膝过屈以及膝内翻的作用。

（2）损伤机制与病理

前交叉韧带损伤属较严重的损伤之一，其损伤多见于膝内翻或外翻、膝过伸、膝关节屈曲位支撑等几种损伤情况。

（3）康复治疗

前交叉韧带部分断裂者，仅以石膏固定即可。韧带完全断裂者可实施手术缝合。

（4）伤后运动康复训练

伤后及手术后康复应尽早开始，以防发生膝关节粘连和僵直。早期可借助于活动夹板的辅助固定作用，进行膝部屈曲练习，于1周内达到90°，3周后逐渐加大到120°左右。在此期间同时进行相应的下肢肌的肌力训练和身体素质训练，6个月后恢复正常的功能活动和体育活动。

（二）踝关节韧带损伤

踝关节韧带损伤在运动中十分常见，尤其在篮球、足球、体操、田径、滑雪等运动中最为多见。据研究发现，踝关节韧带损伤的发生率在关节韧带损伤中占第一位，且以外侧韧带损伤居多。

1. 解剖生理特征

踝关节部位的韧带主要有踝外侧副韧带、踝内侧副韧带和下胫腓韧带等。

踝外侧副韧带分为跟腓韧带、距腓前韧带和距腓后韧带，它具有防止足跟内翻、距骨异常内翻和前后错动的作用。

踝内侧副韧带又称三角韧带，分浅、深两层，由距胫前韧带、距胫后韧带、跟胫韧带和舟胫韧带四个束组成，其综合功能是防止足跟外翻、距骨异常外翻和前后错动。下胫腓韧带分前后两部分，将胫腓骨连接在一起。当踝背伸时，距骨较宽的前部进入踝穴，胫腓骨略分开，而跖屈时则又互相接近。

2. 损伤机制与病理

在体育运动中，踝外侧副韧带损伤的发生较内侧副韧带损伤要多，且多发生在足内翻动作中，这主要与踝关节的解剖生理特点密切相关。

①外踝比内踝长且靠后，距骨体呈前宽后窄状。当足背伸时，距骨体较宽的前部进入踝穴，踝关节稳定；当足跖屈时，距骨体较窄的后部进入踝穴，踝穴和距骨间的间隙增大，造成踝关节不稳。

②足内翻肌群的肌力比外翻肌群的肌力大。

③踝内侧副韧带比外侧副韧带坚韧。

这些踝关节具有的特点是损伤的潜在因素，使踝关节在运动中极易发生过度内翻而引起外侧副韧带损伤。此外，由于踝关节在离开地面后的放松状态下呈自然内翻跖屈位，当腾空落地时，无论何种因素所导致的重心不稳或向一侧摔倒，都会因足内翻而发生外侧副韧带损伤。

踝关节内侧副韧带的损伤与足的旋前动作有关，但较为少见。这是因为外踝较长、胫前肌肌力较强，所以不易发生旋前损伤动作。一旦发生，则损伤均较为严重，一般是韧带断裂引起关节不稳或合并骨折及其他韧带损伤。

下胫腓韧带损伤常见于滑雪运动，多因踝的外旋动作所致，严重者可合并为外踝骨折或韧带撕裂。

3. 康复治疗

（1）急救处理

损伤发生后，应立即用拇指压迫痛点止血，并即时做踝关节强迫内翻试验和抽屉试验，检查韧带是否完全断裂。有条件的情况下可用冰敷或氯乙烷喷湿的棉花团压迫进行止血，随后用大的棉花块或海绵垫加压包扎，抬高伤肢。急救处理完毕，尽快将伤者运送至医院做进一步检查。包扎时要注意使受伤组织处于相对松弛状态，如外侧副韧带损伤应将踝关节包扎固定在轻度外翻位。

（2）治疗

单纯韧带拉伤可根据病情在包扎固定24～48小时后，选用理疗、按摩、针灸、外敷和支持带保护固定等康复方法。较严重的韧带损伤、韧带断裂或合并有脱位、骨折者，应在急救固定后送医院做进一步诊断治疗。

4.伤后运动康复训练

（1）轻度损伤，若1天后肿胀不明显疼痛好转，可做小步慢跑或行走，做足跟不离地的下蹲动作。下蹲开始可做10次，以后逐渐增加次数。

（2）重症损伤，损伤2天后可以采用手法治疗，双手拇指由足向小腿推压，力量均匀，反复10遍，在跟腱两侧及内外踝凹陷处用拇、食指按揉，可达到消肿止痛、舒筋活血的效果。

损伤1周后，如果踝部无明显疼痛，可以开始练习慢跑及下蹲动作，练习时踝部用护踝或胶布支持带保护，防止再伤。还要加强小腿肌肉及踝关节力量练习，以增加踝关节的稳定性。

（3）对踝关节稳定性较好者采用拔伸、摇晃法　患者仰卧，术者一手握住足前半部，向上牵拉足部，另一手推踝部，在牵引同时内外翻踝部；左右摇晃足部以增加关节间隙，消除关节粘连，其力量以不引起疼痛为度；此后，术者双手握足拔伸，同时跖屈、背屈踝关节，以增加踝关节活动范围。

二、肌肉损伤的运动康复

肌肉的长期废用，肌肉本身的病理、生理变化，以及所有影响肌肉的血液供应和神经营养的疾病，均可能引起肌肉萎缩。肌肉的长期废用多源于骨折或关节脱位后的制动，也可能是各种疾病所造成的长期卧床；肌源性肌萎缩的病变是由多发性肌炎、进行性肌营养不良等疾病引起的；神经源性肌萎缩可由脊髓灰质炎、周围神经损伤等引起；严重的关节病变如膝关节炎等，也可引起病变致关节周围的肌肉萎缩。

因此，肌肉损伤的运动康复主要是有针对性地增强萎缩肌肉的力量，增强肌肉力量的机制就是肌肉在反复收缩的过程中逐步消耗内源性能量、蛋白质等物质，使肌肉的物质水平和功能水平逐渐降低并产生疲劳。通过有针对性的体育活动，所消耗掉的物质有一个超量恢复的过程，无论肌肉的物质水平还是功能水平都比疲劳前有所提高，这样可以使肌肉力量增强，损伤肌肉得以康复。

（一）增强肌力锻炼的原则

根据肌力增强的机制，增强肌力的运动康复必须达到一定的运动量。运动康复活动必须使肌肉产生疲劳，无肌肉疲劳，就无超量恢复，也不可能使肌力增强。在肌力增强的体育活动中，还应注意锻炼的频度，理论上应是每次锻炼在前一次锻炼的超量恢复阶段。如果锻炼太频繁，恢复时间太短，就加重了肌肉的疲劳，易引起损伤；如果锻炼间隔时间太长，超量恢复阶段已过，又从原有水平开始，锻炼结果无从积累叠加。

增强肌力锻炼的运动量与阻力大小和重复次数相关。当活动中应用的阻力为肌肉能对抗的最大阻力的40%以下时，主要募集Ⅰ型肌纤维，肌肉不易产生疲劳，重复多次或维持较长时间才能达到应有的运动量。当活动中应用的阻力为肌肉能对抗的最大阻力的40%以上时，主要募集Ⅰa型和Ⅰb型肌纤维，肌肉容易疲劳，只能重复很少次数或持续很短时间即达到应有的运动量。因此，应根据锻炼目标决定活动时的阻力大小。

（二）增强肌力锻炼的具体方法

增强肌力的方法很多，在临床上应根据患者的具体情况和临床所具备的条件选择适宜的方法。常用的方法有：

1. 传递神经冲动的练习

在对肌肉实行电刺激的同时，让患者在主观意识方面进行该肌肉收缩的指令；或在被动活动的同时，让患者对该被动活动的主动肌进行主观意识的肌肉收缩指令。这种主观意识指令可以活跃神经轴生物电活动，增强神经营养作用，促进神经的再生。

2. 肌电生物反馈

将肌肉收缩的肌电信号采集后放大，放大的信号转变为可视或可听的信号，使患者能对肌肉收缩的程度有量化的认识，并通过主观努力增强肌肉收缩程度。

3. 助力运动

在患者进行肌肉主动收缩时，施加外力帮助，完成整个运动过程。注意施加外力最好给予最低可完成运动的助力。助力的来源可以是患者自身的健肢、他人、滑轮和砂带等相关配套器械。

4. 免负荷运动

免负荷运动的方法包括利用水的浮力、悬吊装置、光滑支撑面等，从而达到除重力的主动运动。

5. 主动运动

患者主动进行某关节的抗自身肢体重力的无外力帮助的运动。

6. 等长练习

肌肉的静力性收缩练习，练习参数可为最大负荷，持续收缩6秒，休息6秒，重复20次，每天一次；也可为最大负荷，持续收缩10秒，休息10秒，重复10次为一组，共10组。

等长练习为静力性训练可用于关节活动疼痛或肢体固定时，可在关节活动明显受限或存在关节损伤或炎症时应用，无须特殊仪器，操作简单。但是等长练习无关节活动，无改善运动控制作用。

7. 徒手抗阻练习

患者主动进行某一关节活动，治疗师用手在该肢体远端施加与运动相反的阻力，阻力大小应与肌力相匹配。重复8～10次或根据患者练习中的反应决定练习参数。

8. 等张练习

利用哑铃、砂带、肌力训练等器械作为阻力进行抗阻训练。阻力根据等张肌力评定结果10RM（10次全范围关节活动的最大阻力）确定。渐进抗阻练习的阻力第一组为 10RM的50%，第二组为10RM的75%，第三组为10RM的100%，每组练习10次，组间休息1分钟。渐减抗阻练习的阻力分别为10RM的100%、75%、 50%，其余参数同前。等张练习可隔日1次或每周4～5次。等张练习方法简单，无须特殊设备，可进行许多关节的训练，该方法可增加全关节活动范围内的肌力，不仅可改善肌肉的神经控制，还可改善血液淋巴循环和关节软骨营养，可进行向心、离心训练。但是等张练习不适于关节痉挛、关节内损伤、运动时疼痛的患者，不易进行不同速度的训练，在训练中只能选择全关节活动范围中负荷的最小阻力，并且阻力矩与最大力矩不一致，影响练习效果。

9. 等速肌力练习

利用等速运动装置，对某一关节进行主动肌与拮抗肌的肌力训练。常用的训练方案为速度谱练习方案（VSRP），即选用60度/秒、90度/秒、120度/秒、150度/秒、180度/秒、180度/秒、150度/秒、120度/秒、90度/秒、60度/秒十种角速度，每组重复10次，间隙30秒，一个VSRP后休息3分钟，酌情进行1~3个VSRP，至第10组峰力矩比第1组下降50%为止。每周可以进行3次练习。

等速肌力训练可达最大关节活动幅度，关节运动角速度恒定不变，仪器提供的阻力为顺应性阻力，肌肉在整个活动范围内始终承受最大阻力，保证全过程每时每刻适宜的阻力既要保证训练阻力，又不会过度负荷，训练安全，可用于早期康复，可同时训练主动肌和拮抗肌，可提供不同的训练角速度，适应功能速度的需要，可提供反馈信息，可进行向心、离心训练，也可根据需要进行限定训练角度的短弧等速练习。但是由于等速运动装置价格昂贵，操作费时，技术要求高，不易普及应用。

10. 短暂最大收缩练习

等张练习和等长练习的组合训练，肌肉先进行等张收缩，再持续最大等长收缩5~10秒，然后放松，重复5次。

三、骨损伤的运动康复

体育运动中的骨损伤尤以四肢骨折较为常见，它可能单独存在，也可能与其他伤病并存。俗话说"伤筋动骨一百天"，骨折的愈合往往需要较长的时间，一般临床上将骨折愈合过程分为数期，如肉芽组织修复期、骨痂形成期、骨性愈合期、塑形期等。四肢骨折的愈合及功能恢复对于患者今后的日常生活、行为和运动功能至关重要。

复位、固定和功能锻炼是骨折治疗的三个基本环节，对于持续固定、长期限制活动、卧床休息所引起运动功能的一系列废用性改变（如肌肉萎缩、关节僵硬、骨质疏松等），需要通过及时、合理、有效的功能锻炼，即运动康复来加以预防和矫治。临床对骨折的处理往往注重于保证和促进骨骼损伤后的良好愈合，而在愈合的同时保持和恢复肢体的运动功能则需要患者自身的参与和努力。

（一）运动康复方法对骨折康复的作用

运动康复方法对骨折的作用主要体现在加速血液循环，促进局部血肿、水肿的吸收，改善和消除全身及局部症状，刺激和加速骨痂生长，促进骨折愈合；对抗肢体的废用性改变和骨质脱钙等，促进日常生活活动、工作能力和运动功能的恢复；使患者保持乐观向上的心态，增强信心，促进机体代谢，防止运动不足引起的并发症。

（二）骨折主要功能障碍

骨折（fracture）是指骨的完整性和连续性中断。骨折后的制动对功能活动有不同程度的影响。复位、固定与功能锻炼是骨折治疗的主要环节，而功能锻炼是骨折后康复的主要手段。通过系统、全面的功能锻炼，可保持基本的运动功能，恢复肌肉力量和关节活动度，维持全身健康。骨折后的愈合过程一般分三个阶段，即外伤治疗期、骨痂形成期、骨痂成熟期。

1. 关节活动范围受限

骨折后，为了保证良好的愈合，必须持续而可靠地固定，而固定必然引起肢体各组织的废用性变化，如肌纤维的萎缩、关节挛缩、瘢痕粘连形成、局部血液循环障碍等；缺乏运动还可引起骨质疏松，进而导致肢体功能障碍；影响关节滑液的分泌与流动，并减少了关节面之间的相互挤压，使关节软骨的间质液与滑液之间的正常循环受阻，造成软骨营养障碍及萎缩，使关节软骨更易发生磨损、退变和损坏。因此，骨折治疗中的固定与制动，既有利，又有弊。

2. 肌力和肌耐力减退

肢体制动后易发生肌纤维萎缩，原因是肢体制动后肌肉主动收缩被阻止，反射性肌收缩减少，神经向心与离心冲动减少。神经轴突流减慢，影响肌肉代谢而引起肌萎缩。早期的肌萎缩通过积极的肌力训练是完全可以避免和改善的，但若长期严重的肌萎缩不予纠正，肌肉即发生变性，最后出现肌肉的纤维样变，丧失了肌肉的收缩能力。

3. 肢体血液循环障碍

肢体制动、关节活动和肌肉的收缩减少，肌肉对血管淋巴管的挤压作用减弱，加之卧床引起血流减慢，血液黏滞性增加，体位性的影响和炎症等易导致肢体血液回流障碍，出现肢体的肿胀、疼痛，进一步影响肢体的功能活动。

4. 骨质疏松

骨折肢体制动尤其是下肢的制动影响了正常的负重，骨骼应力负荷减少，同时，骨组织的血液循环减少，血流减慢，改变了组织液的酸碱度，妨碍了骨无机盐的代谢，引起骨无机盐的流失，造成骨质疏松的发生。尤其在骨折内固定部位，肌腱韧带附着区的骨质代谢活跃，骨质疏松更为明显，可明显降低骨强度，易致再次骨折。

5. 其他功能障碍

长期卧床可引起坠积性肺炎、便秘、尿路结石及下肢血栓形成等并发症。久病导致患者精神抑郁悲观等心理变化。

（三）骨折运动康复的方法

运动康复锻炼可以根据骨折愈合的三个时期分为两个阶段来进行，其划分以解除石膏外固定为界。第一阶段是骨折愈合的第一、第二期，受伤部位处在外固定或连续牵引之中；第二阶段是骨折愈合的第三期，此时外固定已去除。

采取措施，减少或消除创伤及固定的不利影响，通过有计划、有目的的运动训练，促进骨折愈合和肢体的功能恢复。

1. 常用方法

①姿势体位治疗。早期抬高患肢，可利于静脉血、淋巴液的回流，促进消肿。受损关节尽可能固定功能位，可防止关节畸形挛缩。

②主动运动。可防止肌萎缩，减轻肿胀，减少瘢痕粘连，促进骨痂形成，

复位固定基本稳定时，应尽早开始主动运动（具体见运动疗法）。

③被动运动。可作为主动运动的补充或辅助，以防止关节挛缩。常借助专用设备（CPM）供上、下肢各大关节及手部应用。

④关节功能牵引。是预防关节内外纤维组织的挛缩、粘连，恢复关节活动度的有效方法。

⑤作业治疗。包括手部各种操作，步行功能训练及平衡，协调功能训练，根据需要进行。

⑥理疗。如热疗、直流电、中频肌肉电刺激、超短波、直流电钙离子导入、静电薄膜温水浴等疗法。

⑦辅助器具的使用。

⑧全身保健措施。

2. 不同阶段的康复办法

骨折后的康复分两个阶段进行。

（1）第一阶段

非固定关节主动及被动关节活动训练。此期骨折处于愈合过程，在骨折得到妥善处理，全身情况稳定的情况下，尽早鼓励患者对患肢近端与远端未被固定的关节进行运动。根据患者的能力逐渐从被动运动、助力运动、主动运动到抗阻运动，达到活跃局部血液、淋巴循环，促进骨愈合，防止脱钙，防止肌萎缩，防止和减轻瘢痕粘连，促进局部血肿的吸收，维持身心健康。具体方法：

①伤肢近端和远端未固定关节各轴位上的主动运动。根据具体情况给予助力，特别是中老年人，如果不活动伤肢附近关节容易发生关节挛缩。如上肢注意肩关节外展、外旋和掌指关节屈曲，下肢注意踝背伸。

②等长收缩练习。为静力练习，不要引起关节运动，常在肢体固定期采用。患肢被固定部分肌肉要进行有节奏的等长肌肉组织收缩训练，一般于复位稳定1～2天局部疼痛减轻后开始进行。训练时肌收缩强度由轻到重，无痛时可逐渐增加用力强度。每次收缩持续数秒钟，每次练习收缩10次，每天进行数次。

③支具保护下的功能练习。对于一些下肢骨折后髓内钉固定的患者，尽早在支具保护下进行下肢部分负重训练。患者卧位下，在其下肢和床边放置

坚固物体，让其双足支撑于固体物上，起到下肢部分负重的作用。病情允许，可鼓励患者尽早下地，扶拐进行部分负重练习，有利于骨折端的早日愈合。

④维持未受伤肢体的正常活动。包括主动运动、抗阻力肌肉训练。上肢骨折，如全身情况许可，原则上不卧床，下肢骨折需卧床，但应尽量缩短卧床时间。

⑤物理治疗。如直流电、中、低频电刺激，以防止肌萎缩，改善肌力；红外线及热疗以消肿、改善血液循环；超声波疗法、按摩等有助于减少粘连；直流电钙离子导入或振动疗法促进骨折端愈合等。

（2）第二阶段

此期康复的目的是最大限度地恢复关节活动范围与肌力。恢复关节活动度就要牵伸、松解关节内外挛缩、粘连组织，增强血液循环。为此要反复多次地进行主动及被动运动，并配合理疗、按摩等疗法。恢复肌力的唯一有效方法是逐步增加肌肉的训练负荷。

①恢复关节活动度的训练方法：

一是非受累关节各个方向的主动运动。用力至有轻度疼痛为度。

二是被动运动。可较有力地牵伸挛缩和粘连组织，扩大关节活动度。动作需平稳缓和，切忌暴力，不要引起剧烈疼痛和肌肉痉挛。

三是进行机械性关节牵引。牵引重量以不引起明显疼痛为宜，持续时间10~20分钟，每天可重复5~6次。牵引结束，用石膏或支具固定被牵引关节于所在位置的度数，保持和巩固牵引的效果。

此阶段注意事项：

训练应循序渐进，关节活动范围由小到大，力量逐渐加强，不可用力过猛、过强，活动量由少渐多。

控制关节活动度，尤其是经关节的骨折，如果固定不好，骨关节表面的不平整，在进行反复的关节主、被动活动中，容易造成关节面的磨损和关节软骨的退变，引起创伤性关节炎。

②肌力训练。肌力为0~1级时，主要进行按摩、被动运动。肌力2~3级时以主动练习为主，可采取水中运动，悬挂肢体等减轻肢体重力负荷，以便完成动作。肌力达4级时应做抗阻运动。在进行肌力训练时应注意运动量和训练节奏；肌力训练应在无痛的运动范围内进行。若关节内有损伤或其他原因所致，运动达一定幅度时有疼痛，则应减少运动幅度，且肌肉训练按关节运动方向依次训练。

第二节　神经系统疾病的康复

一、脑卒中的运动康复

（一）脑卒中的概念及功能障碍

脑卒中是指急性脑血管疾病，也称脑血管意外、脑中风。急性脑血管病是指各种原因使脑血管发生病变而引起的脑部动脉、静脉出血或缺血性改变，导致相关区域神经功能缺损的疾患。

脑卒中的诊断主要是依据突发的脑功能障碍症，如突发的偏瘫、昏迷、剧烈头痛、急性语言障碍、一侧或双侧失明、视野缺损、四肢无力、运动不协调、偏身感觉减退等。

脑卒中的主要功能障碍有认知功能障碍、言语障碍、感觉障碍、情感障碍、尿便障碍、吞咽障碍和运动障碍等。

运动功能障碍典型的表现为：偏身瘫痪，早期肌张力低下呈软瘫，肌力差，不能运动。恢复期逐渐肌张力增高，肌肉痉挛，关节活动困难，易造成挛缩，肌力增加但不能进行协调运动。平衡困难，不能移动和行走，表现出异常的、定型的姿势和运动模式。典型的偏瘫异常运动模式为上肢屈肌痉挛模式和下肢伸肌痉挛模式。

（二）脑卒中运动康复训练的益处及原则

1. 运动康复训练的益处

脑卒中患者的运动疗法是以神经功能的康复为重点，它不但有利于脑卒中后遗症的治疗和恢复，而且可以预防和减少脑卒中的并发病，对于降低脑卒中的致死率、致残率都是很重要的。同时，有利于患者的心理复原，从整体上调节肢体的活动功能和精神上的不足与缺陷，最大限度地使其在生活和工作上得到恢复或改善，坚定其战胜疾病与生存的信心。具体地说，运动疗法对脑卒中康复有以下的益处。

①运动可以调整中枢神经系统功能，提高大脑活动功能，加速脑功能的恢复。

②运动可以增强心脏功能，改善血管弹性，促进全身的血液循环，提高脑的血流量，降低血液黏稠度和血小板聚集性（血小板聚集是形成血栓的重要原因），以减少血栓形成，从而预防脑卒中的复发和减少并发症的出现。

③运动可以促进机体脂质代谢，降低血液中低密度脂蛋白含量，提高高密度脂蛋白含量，从而预防和改善动脉硬化的程度。研究显示，长期锻炼还能够降低体重，预防超重、肥胖等脑卒中的危险因素。

④运动可以有效对抗活动的不足，防止因长时间坐、卧引发的各系统器官功能低下，预防并发症，改善全身症状。

⑤运动可以降低血压，扩张血管，使血流加速，促进局部的血液循环，防止肌肉萎缩和关节畸形，促使运动系统功能最大限度地得到恢复。

⑥坚持运动还能改善脑卒中患者的消极、急躁、悲观的情绪，增强其对疾病的治疗信心，进一步发挥患者积极参与的主观能动性，对促进功能恢复起到调节作用。

⑦运动可以最大限度地恢复患者生活自理能力，改善患者生活质量，降低致残率，使患者更好地回归家庭和社会。

2. 运动康复训练的原则

强调早期介入，患者主动参与，利用各种感觉刺激，按运动规律和训练原理进行有目的的功能性训练。

运动控制训练是脑卒中运动康复的核心内容，即通过各种方法对脑卒中患者的躯干和四肢肌力、肌张力、平衡能力、协调能力进行矫正和训练，诱使正常姿势反射和平衡反应出现，从而产生接近于正常的功能性活动。脑卒中的康复阶段分为：

①急性期康复阶段：指发病2～4周内，主要以被动和低强度的运动康复训练为主。

②恢复期康复阶段：指发病3个月内早期恢复阶段，此时是实施各种康复措施的重要阶段。

③恢复后期或后遗症期康复阶段：主要是长期维持性康复阶段。近年来有研究发现，强制性诱导运动训练，对此期患者改善功能仍有很大帮助。

急性期康复应密切观察病情，有以下临床情况者禁忌康复治疗：

①病情过于严重或在进行性加重中，如深度昏迷、颅压过高、严重的精神障碍、血压过高、神经病学症状仍在进行发展中等。

②伴有严重的合并症，如严重的感染（肺炎等）、糖尿病酮症、急性心肌梗死等。

③严重的系统性并发症，如失代偿性心功能不全、心绞痛、急性肾功能不全、活动性风湿症等并发症，严重的精神病患者待病情稳定后再进行。

由于主动运动较之被动运动对促进神经功能恢复、活跃局部代谢有更大的作用，因而应鼓励患者尽早地主动参与功能训练，因为自行完成各种生活活动具有更加积极的意义。除运动早期可以加入治疗师的辅助和助力的被动活动外，在运动中应鼓励患者尽可能地主动参与，从而更有效地促进受损神经的再生和复苏，加快脑神经功能重组，加速肢体运动功能的恢复。

由于脑卒中导致患者肢体活动功能降低，部分关节肌肉处于废用状态，患者关节强直、肌肉萎缩。因此，在运动时要加强关节、韧带和肌肉的保护，特别是对于肌张力较高的肢体，动作要轻柔舒缓，活动范围不可超过正常，以免造成二次损伤。

患者在进行功能锻炼时，衣着应大小合适，应尽量避免穿过小的衣服，影响循环功能，不利于肢体的活动和功能的恢复。同时也应注意，良好的锻炼环境也会对锻炼的效果产生积极的作用。

（三）脑卒中运动康复的方法及效果

脑卒中运动康复从急性期开始，活动顺序由床上活动，到床边坐位、站位、转移活动，最后到步行及上肢功能性活动。在训练中可利用各种仪器、设备、助具、支具等。

1. 脑卒中急性期的运动康复

（1）体位摆放

仰卧位时，为防止患肩和患髋后缩，要使之处于前伸位，患侧上肢伸展并稍外展，前臂旋后，拇指指向外方。患腿外侧衬垫防止外旋，患膝微屈，患踝避免跖屈。侧卧位时要求相同，并以使患者感到舒适为宜。

（2）体位变换

软瘫期的瘫痪、昏迷和尿失禁等极易引发压疮。经常变换体位，保持适当的姿势和清洁对预防压疮十分重要。同时也可预防关节挛缩和痉挛模式出现。一般每1~2小时变换体位1次。软瘫期可对肢体各组肌肉或肌群进行轻拍、叩打或毛刷刺激，以促进肌肉收缩。

（3）被动训练

先从健侧开始，由肢体的近端向远端各个关节顺次进行，每个关节活动5~10次，每天1次。注意早期瘫痪期不要大量被动活动关节，避免关节肌肉损伤。该活动目的是促进血液循环，保持关节活动度，增加肢体感觉。

（4）自助训练

双手手指交叉在一起，利用健侧上肢带动患侧上肢的活动。这种运动方式具有促进患肢活动的恢复和抑制痉挛的作用，同时对增加本体感觉和促进协调运动的出现是非常有益的。

（5）翻身训练

患者仰卧位，开始在治疗师的帮助下，双手交叉，双腿屈曲向两侧翻身练习，逐渐练习自己翻身。翻身训练的作用是增加躯干肌的力量和协调性，促进身体平衡的恢复。

（6）桥式训练

患者仰卧位，双膝屈曲，足平放在床上，慢慢将臀部抬起，保持5~10秒后再慢慢放下。随着功能好转，可过渡到单腿支撑桥式运动和床边支撑桥式运动以及动态桥式运动训练。这些活动有利于伸髋、步行以及日常生活地进行。

（7）卧坐转移训练

患者先由仰卧位转向侧卧位，然后再将双腿放至床边，抬头抬肩，手臂支撑坐起。开始时治疗师可辅助完成（两侧训练效果尤佳），然后逐渐自主完成。作用是促进躯干控制能力和平衡恢复，达到功能性坐位。

（8）平衡训练

坐位，双腿平放在地面上，双手交叉，手臂尽量前伸，然后向两侧侧伸、转体，此时调整身体姿势，但不能失去重心，保持坐位平衡，这种方法也叫自动态平衡训练。治疗师要注意保护。当功能提高后，治疗师可用手突然轻轻推动患者，或采用扔接球活动，患者尽量保持重心稳定，不摔倒，训练身体平衡反应。这一训练的作用是为诱发平衡反应，加强躯干控制，促进患腿负重。

（9）坐站转移训练

利用患者已形成的躯干控制能力，予以不同程度的辅助支持，教会患者前屈躯干、屈膝、身体重心前移，然后伸直躯干，再挺直双腿、重心后移、站起。然后再以相反方向慢慢坐下，包括弯腰屈膝、重心前移、下降，最后慢慢坐下。功能好转后，患者逐渐自主进行。

（10）站位平衡训练

患者可先在双杠内站立，健手或双手扶持双杠辅助平衡，利用姿势镜校正姿势，体验站立感觉。也可予以不同程度的辅助措施，使患者逐渐过渡到在姿势镜前独立站立。然后如坐位平衡训练一样，双手交叉向各个方向伸展，触物，再恢复站立。最后训练患者在外界干扰平衡时，要求患者保持站立，或单腿站立平衡。这一训练促进患者恢复高级平衡反应，为步行做准备。

（11）下肢负重训练

起床站立，每日10～30分钟，目的是促进软瘫患者恢复站立感觉，抑制痉挛患者足下垂，增强下肢负重能力。床边双腿负重训练，单腿负重训练。双杠、下肢支具、平衡仪等可辅助或反馈训练下肢负重。训练进程由双腿负重，进展到单腿负重，再到前后足负重、步行中负重等，逐渐增加难度和功能性。负重训练可促进站立平衡恢复，训练患者的躯干、姿势控制，重心转移能力，为步行做准备。

（12）步行训练

早期减重下（减重器训练或水疗）强化步行训练，利用下肢支具辅助步行训练，促进恢复步行，增加步行速度和功能使用。部分减重训练指利用减重训练器械将患者的躯干支撑起来，在患者不能完全支撑体重、或平衡能力较差、或下肢痉挛较重影响步行的情况下，帮助承担患者部分体重，训练患者早期安全步行。随着患者情况好转，减重比例逐渐减少，一般从减重40%开始直至全负重。报道显示，通过减重训练可提高步速28%，增加爬楼梯速度37%。

（13）偏瘫上肢训练

可利用神经肌肉促通技术，进行辅助或自助上肢运动模式（PNF），训练上臂的稳定性、协调性和灵活性。手臂的灵巧，精细功能训练要结合治疗进行。上肢功能训练是日常生活活动的必要前提和条件。

（14）协调性训练

在偏瘫功能恢复较好时，可利用各种器械和日常生活器具、体育活动进行协调性和全身肌肉耐力的训练，如划船器练习、功率自行车练习等。

（15）防治膝关节过伸的训练

可采用正确体位摆放，伸髋练习，跪位行走，股二头肌力量训练和应用支具，并在步态中矫正训练，来改善膝关节的过伸。

（16）防治足下垂的训练

可采用起立平台站立，自主站立，应用踝足（AFO）矫形器，功能性电刺激下肢肌肉等措施，对足下垂有较好的疗效。

（17）防治肩疼的训练

可采用功能训练，肩关节及肩胛骨松动术，前伸肩胛带，神经肌肉促通技术，理疗、上肢吊带等措施，对缓解肩痛有效。

（18）防治手肿的训练

增加上肢和手的运动活动，配合正确放置肢体，由指端向腕部逐个手指向心性加压缠绕依次进行。

2.脑卒中慢性期的运动康复

最近研究表明，恢复后期脑卒中患者经过强制性诱导运动训练，还能明显提高上下肢的功能和日常生活活动能力。

强制性诱导运动训练是指限制患者受损较轻肢体或健肢，诱导患者集中、大量、强化使用患侧，避免习得性废用（learned nonuse）的产生，训练量为每天至少练习6小时，或清醒时间的90%，连续10～15天。

主要训练内容包括运动功能性训练，即在实际生活环境中应用患肢。这种方法要求患者每周进行3次，每次半小时的集中强制性诱导运动训练，其余时间自行训练，持续10周，同时每周限制受损较轻肢体或健肢时间5天，每天5小时。研究表明，效果依然显著，可明显改善患者的日常生活自理和生活质量。适用于慢性和亚急性脑中风病人。因此，脑卒中康复训练的效果可能依赖于训练时间和强度。

3.脑卒中的运动康复治疗效果

脑卒中后的开始数周神经功能恢复最快，然后转为缓慢恢复。据统计，病后3个月内的恢复情况，前2周几乎占了一半；6个月内仍可有持续稳定的恢复。卒中后6～12个月内功能恢复明显减慢，以后恢复则更少。因此，早期开始正规的康复十分必要。但近年在实践中发现，即使是脑卒中慢性期，只要经过合理的康复措施，如强制性诱导训练，仍然有一定的恢复潜力。康复训练后3个月，54%～80%的病人能独立步行。但上肢功能完全恢复者仅5%，能功能使用者可达40%。最终45%～75%的病人，获得不同程度的日常生活能力。

二、脊髓损伤的运动康复

（一）脊髓损伤的概念及主要表现

脊髓损伤（spinal cord injury，SCD）是由各种损伤或疾病等因索引起的脊髓结构、功能的损害，导致损伤平面以下的运动、感觉、自主神经的功能障碍。其常见的病因有交通事故、高处坠落、运动创伤等，另外尚有自然灾害、炎症、变性、肿瘤、血管病变以及发育性因素等。该病致残性高，有不同程度的截瘫或四肢瘫，严重影响患者的生活自理和参与社会的能力。流行病学显示，脊髓损伤以青壮年为主，年龄多在20～40岁，男性为女性的4倍左右。在美国，脊髓损伤年发病率为50/100万；在我国北京地区，20世纪80～90年代的年发病率为6/100万~7/100万，目前有增加趋势。

完全性脊髓损伤表现为损伤平面以下的运动、感觉、生理反射、括约肌功能完全丧失。不完全性脊髓损伤表现为脊髓休克期过后，损伤平面以下的运动、感觉、功能仍有部分保留，出现以下脊髓损伤综合症。

（1）中央束综合症 是最常见的临床综合症，常见于颈脊髓血管损伤。血管损伤时脊髓中央部分发生损害，表现为上肢神经受累重于下肢，因此上肢障碍比下肢明显。患者有可能可以步行，但上肢部分麻痹或完全麻痹。

（2）Brown-Sequard综合症 又称半切综合症，常见于刀伤或枪伤。其脊髓只损伤半侧，由于温痛觉神经在脊髓发生交叉，因而造成同侧损伤平面及以下深感觉障碍和运动丧失，以及对侧痛觉和温觉丧失。

（3）前束综合症 脊髓前2/3血运减少或缺血，后柱功能保留，但皮质脊髓束和脊髓丘脑束功能受损。其临床表现包括损伤平面及以下运动功能、痛觉和温觉丧失，而轻触觉和关节位置觉有所保留。

（4）后束综合症 脊髓后部1/3损伤，造成损伤平面以下轻触觉和关节位置觉丧失，运动功能、痛觉和温觉存在。

（5）马尾综合症 脊髓圆锥水平以下神经根（马尾神经）受损为特征的临床综合症，表现为不同程度的大便失禁及尿道括约肌麻痹、会阴部感觉缺失和下肢迟缓性瘫痪。马尾神经的性质实际上是外周神经，因此有可能出现神经再生，而导致神经功能逐步恢复。

（6）脊髓圆锥综合症 主要为脊髓低段圆锥损伤和椎管内的腰神经根损伤，临床表现与马尾综合症类似，但损伤位置更高（L1和L2区域），常见于胸腰段骨损伤。脊髓圆锥综合症可引起膀胱，肠道和下肢反射消失，有鞍区感觉障碍，以感觉分离多见；可有排尿障碍和性功能障碍，肛门反射和海绵体反射均消失。圆锥高位损伤可能保留某些低段反射，如球海绵体反射和肛门反射。

（7）脊髓震荡 是指脊髓遭受强烈震荡后，立即发生的暂时性、可逆性脊髓或马尾神经生理功能消失。其临床表现为迟缓性瘫痪，损伤平面以下的感觉、运动、反射及括约肌功能可全部丧失。因脊髓在组织形态学上并没有发生病理变化，只是暂时性功能抑制，一般在数小时至数日以后可大部分恢复，最后完全恢复。

（二）脊髓损伤运动康复的目的及损伤评定

运动功能障碍是脊髓损伤病人的主要障碍，恢复和代偿运动功能是脊髓损伤康复的主要内容和重点。进行运动功能训练和代偿目的是：①恢复残存肌力，挖掘潜在的功能，增强健全功能来替代丧失的功能。②防止关节僵直、畸形。③预防骨质疏松。④增强全身体质。

通过训练和各种代偿手段，使四肢瘫痪者能维持坐位；使胸椎瘫痪者能在轮椅上活动；使腰椎瘫痪者可以自行上下轮椅，做到大部分生活自理；使部分腰骶段瘫痪者能站立和在辅助器具帮助下行走。

1. 损伤水平评定

脊髓损伤平面指脊髓具有身体双侧正常运动、感觉功能的最低脊髓节段。脊髓损伤水平主要以运动损伤平面为依据，但T2～LI阶段损伤运动平面难以评定，故以感觉平面来确定。评定时需同时检查身体两侧的运动损伤平面和感觉损伤平面，并用左侧感觉阶段、右侧感觉阶段、左侧运动阶段、右侧运动阶段分别记录。

（1）运动平面的评定

运动损伤平面主要通过检查关键肌（确定神经损伤平面的标志性肌肉）的徒手肌力评定来确定。将肌力3级的关键肌定位运动损伤平面，但该平面以上的关键肌的肌力必须≥4级。运动评分（motor score）是美国脊髓损伤协会（American Spinal Injury As-sociation，ASIA）根据神经支配的特点，确定了人体左右各有10组关键肌，采用MMT法测定肌力，每一块肌肉的得分与测得的肌力级别相同，为0～5分。两测最高分合计100分。评分越高表明肌肉功能越好。

（2）感觉平面的评定

感觉损伤平面主要通过检查以ASIA标准确定的28个感觉关键点（确定神经损伤平面的标志性皮肤部位）的痛觉和轻触觉来确定。感觉评分（sensory score）：正常评2分，异常1分，消失0分。每一脊髓节段一侧正常痛觉和轻触觉各2分。28个感觉关键点的正常感觉功能总分224分。

（3）脊髓功能部分保留区

完全脊髓损伤患者在脊髓损伤水平以下1～3个脊髓节段中仍有可能保留部分感觉或运动功能，脊髓损伤水平与脊髓功能完全消失的水平之间的脊髓节段称为脊髓功能部分保留区。

2. 损伤程度评定

根据ASIA的损伤分级，损伤是否完全以脊髓最低骶段（S4～S5）有无残留感觉和运动功能为准。脊髓低段的感觉功能包括肛门皮肤黏膜交界处感觉及肛门深部感觉，运动功能是肛门指检时肛门外括约肌的随意收缩。

（1）完全性脊髓损伤

脊髓最低骶段（S4～S5）的感觉和运动功能完全丧失。可有部分保留区，但不超过3个节段。

（2）不完全性脊髓损伤

脊髓最低骶段（S4～S5）有感觉和运动功能残留，部分保留区超过3个节段。临床上不完全性脊髓损伤尤其是不完全性脊髓颈段损伤，常见前述的6种临床综合症。

3. 脊髓休克的评定

肛门反射是判断脊髓休克是否结束的指征之一，反射消失为休克期，反射的再出现表示脊髓休克已经结束。此外，脊髓损伤平面以下出现任何感觉、运动或肌张力升高也表示脊髓休克结束。具体方法：

（1）球（海绵体）肛门反射

手指插入肛门，另一只手刺激龟头（或女性的阴蒂），可以感觉到肛门外括约肌的收缩。

（2）肛门反射

刺激肛门引起肛门括约肌的收缩为阳性，临床意义同球（海绵体）肛门反射。

4. ADL评定

（1）改良Barthel指数

截瘫患者可用改良的Barthel指数进行评定。

（2）四肢瘫功能指数

对于四肢瘫患者用四肢瘫功能指数（quadrip legic index of function，QIF）进行评定。由转移、梳洗、洗澡、进食、穿脱衣服、轮椅活动、床上活动、膀胱功能、直肠功能、护理知识10项内容按不同权重方法得出总分，然后以公式求出QIF分。

（三）脊髓损伤运动康复的训练与护理

损伤水平越低，对患者康复越有利。脊髓损伤的前期康复护理作用决定最终转归。护理的原则是在病情稳定后付诸实施。

1.急性期的护理

一般在伤后2～12周为卧床恢复期，应进行脊髓制动，训练及翻身时要注意损伤局部的保护，避免妨碍脊髓性的动作。注意皮肤护理和变换体位，预防压疮；注意肢体的功能位及关节被动运动，预防挛缩发生；防止因呼吸肌麻痹、排痰不畅而导致肺部感染，注意呼吸训练和排痰训练；防止泌尿系统的感染等。

2.恢复期的护理

（1）运动康复

恢复期以运动康复训练为主，多数SCI患者的运动功能可得到不同程度的恢复。据统计第一年的运动恢复，在不完全损伤的患者里，有1/2～2/3在伤后2个月内恢复最快（有自然恢复因素）。在3～6个月后恢复速度减慢，可以持续2年左右。

①增强肌力和维持肌力训练。1～2级的肌力可采用功能性电刺激或肌电生物反馈治疗，3级或以上肌力仍需进行主动训练、抗阻训练。对瘫痪的肢体还需进行维持肌力的被动辅助活动。

②亡肢功能训练。需辅助器具替代手的抓握功能或利用伸腕的被动抓握动作训练；进行相应的作业治疗以提高手的精细功能等。充分发挥上肢残存肌肉的功能。

③坐位平衡训练。坐位平衡是转移和站立平衡的基础，包括静态平衡和动

态平衡训练。

④转移训练。分水平转移、向低处转移和向高处转移3种，具体是轮椅与椅子、床和地面等之间的转移。

⑤轮椅的使用。一般颈7水平损伤或更低的完全性损伤患者可使用手动轮椅；颈5颈6完全性损伤的患者虽然以电动轮椅为主，也可短时间使用手动轮椅。靠背的选择也很重要，手动轮椅靠背的高度一般不超过两侧肩胛下角的高度，使患者在推动轮椅时靠背不会碰到肩胛骨而影响上肢的活动。躯干平衡功能越差，所需要的靠背越高。

⑥步态训练。具体训练方法见有关章节。

（2）肌痉挛的康复护理措施

①肌痉挛可影响其拮抗肌的功能，肌痉挛康复治疗诱发因素；
②牵张运动及放松训练。

（3）神经源性膀胱

运动神经源性膀胱可建立排尿反射，在排尿时听流水声、做下腹部按摩等诱发排尿反射。保留膀胱一定功能的患者可使用间歇导尿，否则可使用留置导尿，膀胱造瘘。

（4）神经源性直肠

运动神经源性直肠发生于颈胸腰髓的损伤患者，由于脊髓圆锥内的低级中枢末损伤，因此可建立排便反射。完全性损伤的患者可隔天定时排便，促进排便反射的建立，有的患者按摩诱发排便反射。运动神经源性直肠是因骶髓和马尾神经的损伤，需人工帮助清除大便。

（5）疼痛的护理

①预防性措施。疼痛的因素很多，如感染、压疮都可诱发疼痛，避免这些因素是重要的预防性护理措施。

②心理疗法。有一定的精神因素参与，可选用放松技术、暗示疗法、健康教育等。

③运动和理疗。运动有助于提高肌力和增加关节活动范围；推拿按摩、理疗、水疗等有助于改善血液循环，减轻局部炎症。

三、脑瘫的运动康复

（一）脑瘫的概念及主要症状

脑性瘫痪（cerebral palsy，CP）简称"脑瘫"，是指在出生前到出生后1个月内由各种原因引起的非进行性脑损伤综合症。临床上以中性运动障碍、姿势与肌张力异常、不自主运动和共济失调等为特征，常伴有感觉、认知、交流、言语等障碍和继发性骨骼肌异常，并可有癫病发作。脑瘫发生率在发达国家大约平均为2%，我国为1.5%～5%。脑瘫是使小儿致残的主要疾病之一，脑瘫的康复就是针对脑瘫患儿存在的各种功能障碍，帮助他们获得或学会新的运动功能及生活能力，达到生活自理。

（二）脑瘫的康复评估

脑瘫儿童的康复评估不仅是脑瘫儿童早期诊断的有力依据，也是康复治疗的重要环节，康复评估的结果，有助于制定早期的治疗方案。脑瘫儿童康复评估主要内容包括运动障碍、智力障碍、言语听力障碍、日常生活活动能力等。

这里主要介绍运动障碍的评估。

1. 运动发育落后的评定

（1）头部控制

正常的婴儿一般4～6个月已经能良好的控制头部，在任何体位下都可以翻正头部，并始终将头部保持在正中位置。但迟缓型和徐动型脑瘫患儿头翻正能力降低，头部控制不好，表现为抬不起头和异常姿势。

（2）翻身

一般6～8个月的婴儿能独立地翻身，动作流畅。迟缓型、痉挛型、手足徐动型脑瘫患儿由于肌张力异常、发育迟缓和异常反射的存在，妨碍肩部与盆骨间的相对旋转而不能完成翻身动作。

（3）跪、爬

正常婴儿7～12个月时可以四点跪，18个月时可以直跪，7～8个月时开始腹爬，9个月可以四肢爬，10个月以后可以爬高。应注意患儿以上动作的出现时间。

（4）站立

8个月的婴儿开始能扶着栏杆站起来，至10个月已能独立站稳。

（5）行走

正常的小儿12～18个月就具备了行走的能力，而且逐渐平稳。脑瘫患儿由于头、颈、躯干的控制不好、肌张力异常及没有足够的肌力等，最终导致患儿不能行走或行走姿势异常，如双腿交叉、腕肘屈曲、用脚尖行走等。

2.肌张力及关节活动度的评定

脑瘫儿童的运动障碍是由于大脑损伤后肌肉不协调收缩所致，一般比较难以做肌力检查，而做肌张力评估。主要方法有以下几个方面。

（1）观察姿势

正常婴儿当仰卧时会自动地保持一定的体位和姿势，完成一些抗重力的活动。肌张力低下的软瘫患儿，如置于仰卧位，常出现不对称异常姿势，动作僵硬，肌张力越高，主动运动越少，姿势也就越不对称。

（2）四肢

在评估患儿时，通过用手触摸患儿的四肢，可感受到肌肉组织的紧张度；肌张力低下时，手感柔软、松弛，对手指的按压抵抗较少；肌张力正常时，手感柔软适中，结实而富有弹性；肌张力增高时，手感紧张，对手指的按压有较大的抵抗。

（3）抱起婴儿

通过抱婴儿时获得的手感，可以在一定程度上了解婴儿的肌张力情况。肌张力低下的婴儿，抱时会感到困难，婴儿容易从手中滑下；痉挛的婴儿抱时会有僵直感和抵抗感。

（4）被动运动

当正常婴儿的肢体在被动运动时，在一定的范围内，可随意做出抵抗和放松；当肌张力低下的肢体做被动活动时，会感到沉重，无抵抗力；当肌张力过高的肢体做被动屈伸时，会感到明显的抵抗，这种抵抗的力量往往在运动开始时大于运动结束时。

3.原始反射评估

原始反射是婴儿在发育期存在的一些反射，在一定时间内这些反射的出现是正常的，如果持续存在超过正常的时期（即该消失时没有消失），则属于病理性的，它将会不同程度地阻碍儿童正常运动的发育。

（1）觅食反射

用手指触摸婴儿口周皮肤或上、下唇，婴儿会将头转向受刺激的方向，嘴试图吃手指。正常新生儿即具有此反射，4个月后消失。脑瘫患儿常出现此反射持续阳性。

（2）拥抱反射

将婴儿扶起，然后突然松手，使婴儿头和躯干向后倒入检查者手中，此时婴儿即出现双肩外展，伸肘，五指分开，如同拥抱动作。此反射存在于新生儿，3~4个月后消失。肌张力低下伴有严重弱智的新生儿不易引出：单侧瘫者此反射不对称。若此反射持续存在，表示婴儿有大脑损害。若肌张力过高的患儿，由于臂屈肌痉挛，可使此反射减弱。

（3）紧张性迷路反射

置患儿仰卧位，当该反射出现时，整个身体呈过度伸展，头后仰并转向一侧，两肩胛骨靠拢，肩部外展，两腿内收，踝关节跖屈。4个月正常婴儿不能引出此反射。该反射持续阳性多见于痉挛型和手足徐动型脑瘫患儿。

（4）紧张性颈反射

紧张性颈反射是由于患儿颈部关节和肌肉受到牵拉而引起的本体感受性反射，反射中枢在脑干。

①非对称性紧张性反射。阳性反射表现为小儿面朝向侧的上、下肢伸展，对侧上下肢屈曲。正常婴儿3~4个月时消失，持续阳性反射会阻碍患儿头和四肢的运动发育。

②对称性紧张性颈反射。阳性反射表现为将小儿头屈曲时，其上肢屈曲、下肢伸展；将小儿头部伸展、下肢屈曲。正常婴儿3个月左右转为阴性，若持续阳性可影响小儿抬头、四肢运动发育、头和躯干的平衡能力。

（5）握持反射

将食指（或一支笔）从婴儿手掌尺侧，放进婴儿手掌并按压，可引起婴儿手指不自主地屈曲，会做出握住测试者手指（或笔）的反射。正常婴儿在3个月以内存在此反射。如肌张力低的婴儿，此反射不易引出；痉挛型和手足徐动型脑瘫婴儿，此反射常持续存在。

4. 自动反应评定

（1）倾斜反应

小儿仰卧位或俯卧于平板上，左右倾斜平板，立即出现头直立，仰卧时上下肢向外伸展，俯卧时上下肢也伸展的平衡反应，一般6个月的正常婴儿已经具有阳性反应，并将维持一生。

（2）坐位平衡反应

婴儿坐位或扶坐位，测试者分别向前、向后、向侧推婴儿的身体，孩子分别出现上肢主动向前、向侧方、向后伸展以维持平衡的反应为阳性，否则为阴性。

（3）立位平衡反应

小儿立位，使其前后左右倾斜，向前后倾斜时孩子出现主动前后迈步；左右倾斜时一侧下肢向另一侧伸出，以保持身体平衡。

（4）升降反应

检查者用手托住婴儿胸腹部，置婴儿于悬空俯卧位，观察婴儿头部、躯干部和髋部的反应。为了刺激婴儿做出反应，测试者可将婴儿保持水平位置做上下升降。

一般4~5个月的正常婴儿具有头部和躯干部的充分伸展能力，6~8个月的正常婴儿可具有良好的髋部伸展能力。肌张力低下或智力严重低下的婴儿升降反应很难引出。

（5）躯干旋转反应

婴儿仰卧位，如果婴儿能翻身，观察婴儿在翻身过程中肩和骨盆之间的躯干是否存在明显的旋转。

正常婴儿一般在7个月后就能单独从仰卧位向俯卧位翻身，同时伴有肩部与骨盆的明显旋转。肌张力低下的婴儿、严重弱智以及肌张力过高有明显痉挛的婴儿难以引出躯干旋转反应。

5. 姿势的评定

脑瘫的患儿，由于肌张力的异常可以出现特殊的姿势。

（1）肌张力降低

由于肌张力减低，此类患儿俯卧时呈W型姿势，仰卧时呈蛙位姿势，坐在椅子上时呈折刀状坐姿，用双手挟患儿腋下抱起患儿则表现为翼状肩姿势，托起患儿腹部时头和四肢均下垂。

（2）肌张力增高

患儿仰卧位时下肢常呈尖刀状交叉；站立时常出现股内收；有些患儿出现角弓反张；患儿被提起时由于肌张力增高则出现下肢的屈起。

（三）脑瘫运动康复的功能训练方法

运动疗法是许多常用治疗方法的基础，一些基本的手法操作如下。

1. 头部控制功能训练

一些小儿脑瘫患儿由于紧张性迷路反射的影响，出现头向背屈，双肩旋前上抬，整个身体呈现过度伸展模式。纠正此种姿势，不要用手放在患儿脑后向上硬抬头部。正确的方法是：患儿取仰卧位，治疗师用双手托住患儿头部两侧，先使患儿颈部拉伸，再用双手轻轻向上抬起头部。同时用双前臂轻压患儿双肩，反复训练可使患儿头部异常姿势得到适当纠正。对于张力低下和屈曲为主的痉挛型患儿的头部控制功能训练，在手法上有些不同。

当患儿较小时，由于颈部肌肉力量较弱，不能将头控制在竖直位，训练方法可用楔形板让患儿俯卧在上面，逐渐延长患儿抬头时间（开始可给少量帮助）。

2. 上肢功能训练

某些小儿脑瘫患儿可见到上肢的原始反射，表现为肩关节内旋，肘关节屈曲，前臂内旋，腕关节屈曲，手掌朝向外下方，拇指内收，其余四指呈紧握拳状。为改善此种异常表现，训练方法是：治疗师一手握住患肢肘部，肘部适当旋外，掌心向上使屈曲的手指缓缓伸直，切忌用双手分别握住患儿的肘、腕关节，使用暴力拉伸。反复训练可使腕、手指容易外展伸直。

3. 下肢功能训练

痉挛型小儿脑瘫患儿下肢功能障碍，多表现在髋关节的屈曲、内收、内旋，膝关节的屈曲挛缩（部分患儿是伸展），踝关节的跖屈。训练方法是：患儿取坐位于母亲的两腿之间，背部挺直靠母亲胸前。治疗师双手分别握住患儿两膝关节上部，使髋关节旋外，同时将大腿缓慢分开，可以起到牵拉大腿内收肌的作用（此时两膝关节应伸直平放于治疗床上，起到牵拉腘绳肌的痉挛的作用）。然后治疗师一手握住患儿踝部，另一手握住足掌缓慢背屈，使挛缩的跟腱得到牵拉。此种训练也可在患儿仰卧位下进行。经过反复训练，下肢的剪刀步及足尖着地现象可得到纠正，切忌用力过猛抓住患儿双踝关节硬拉。

4. 坐姿训练

让患儿平坐于治疗床上，将两腿分开，上身适当前倾、开始可在其背后或两边给予依靠，随着患儿的进步逐渐减小依靠，这时可给患儿一些玩具放在患儿刚刚可以拿到的地方（不同的位置），可以训练患儿的坐姿平衡。

5. 站立训练

站立是行走的基础，行走之前必须学会单独站立。让患儿双手扶住梯背椅，头部保持正中，双眼平视前方，上身挺直，髋膝伸直，两腿分开与肩同宽，双足平放地上。也可利用站立架或靠墙站立，注意观察身体各部位的姿势。经过反复训练，可逐渐减少扶持，达到独站。

6. 行走训练

在站立训练的基础上，让患儿一只脚向前迈出半步，踩在木块上，做单腿负重、跨步站立训练。经过反复训练，可让患儿双手推梯背椅或助行器行走，也可以在双杠内训练行走，直到双手完全游离独自行走。

7. 其他训练

用各种不同的方式使患儿趴着玩东西，可促进头和上身挺起来。如让患儿趴在家长身上，练习挺直上身，渐渐爬起来，用手摸家长的鼻子、嘴与耳朵等。这时家长配合歌谣的节拍，既增加患儿的兴趣，又能起到训练的作用。

第三节　心肺疾病的运动康复

一、冠心病的运动康复

（一）冠心病的概念及主要症状

冠状动脉粥样硬化性心脏病，简称冠心病，是指冠状动脉粥样硬化导致心肌缺血缺氧而引起的心脏病，是动脉粥样硬化导致器官病变的最常见类型，也是西方发达国家患病率、死亡率和致残率最高的心脏疾病。

1. 疲劳

疲劳是各种心脏病常有的症状。当血液循环不畅，新陈代谢废物（主要是乳酸）积聚在组织内，刺激神经末梢，令人产生疲劳感。疲劳可轻可重，轻的可不在意，重的可妨碍工作。但冠心病疲劳没有特殊性，它与其他疾病所致的疲劳难以区分。

2. 疼痛

心肌炎、心包炎、心律失常的病人均可感到胸部疼痛。最常见的是心绞痛。心绞痛往往以劳累、激动、饱餐为诱因突然发作，疼痛部位多在胸部正中，有压迫、灼热或挤压感，甚至是一种濒临死亡的窒息感，有的可放散在左肩、背及左上臂内侧。疼痛持续时间短，3～5分钟消失，最长不超过20分钟。

3. 气短

气短是心脏病常见症状。最显著特点是劳力性气短和夜间阵发性呼吸困难。劳力性气短与活动有关。夜间阵发性呼吸困难即夜间睡卧不平，有时从梦中憋醒，端坐且喘息一会儿方可缓解。

4. 紫绀

皮肤、黏膜、耳轮周围、口唇鼻周、指端发紫。

5. 水肿

全身或下肢水肿，有时还会出现胸腔或腹腔的积水。

6. 心悸

病人常感心悸，尤其在活动以后。但心悸在有其他疾病或没有病时也可发生，故心悸对诊断心脏病意义不大。

（二）冠心病的运动康复的机制

第一，有氧耐力运动不但在正常人体内产生明显的适应性改变，在冠心病人身上同样可以发生。

适应包括外周适应和中心适应。

外周适应包括代谢适应和外周血流动力学适应。代谢适应指骨骼肌肉内线粒体数目和体积增加，有氧代谢酶活性增加，肌动蛋白增加，肌组织糖含量增加。外周血流动力学适应指肌肉毛细血管数量和横径的增加，总血容量增加。

中心适应指通过锻炼可使安静时心率比一般人低 15~20次/分；在定量负荷下运动时心率降低；有些人特别是原有高血压的人，收缩压也有降低；以二乘积（心率×收缩压）、三乘积（心率×收缩压×射血时间）代表的心肌耗氧量减少；每搏量增加，心肌收缩力增强，心室射血速度增加；冠状动脉直径增大。

运动康复锻炼可扩张冠状血管或促进侧支循环的形成，增加心肌的血液灌注量，改善心肌代谢以提高患者的心功能。并通过改善骨骼肌的摄氧和氧化能力，降低其对血液循环的需求，从而增加心血管的功能储备，提高机体对体力负荷的耐受量。

第二，限制冠心病的一些易患因素。运动导致的体重减轻，降低过高的血压，降低血脂等，有助于防止冠心病的发展。

第三，提高血液的纤维蛋白溶解酶活性，降低血小板聚集性，从而减少血栓形成的危险。

（三）冠心病运动康复的方法

1. 一般冠心病人

（1）有氧耐力运动

步行、慢跑、上楼梯、游泳、骑自行车、跳绳、爬山等都属有氧耐力运动，适合冠心病患者进行运动康复。锻炼的方式可以根据患者的爱好、运动习惯、条件等进行选择。运动前最好做运动负荷试验，运动的时候心率最好不要超过靶心率。

冠心病患者有如下情况时不能进行运动康复：心绞痛频繁发作或持续疼痛、难以控制的心律失常，窦房结功能障碍、失代偿性心力衰竭、合并严重的高血压病等。

（2）太极拳

太极拳的姿势放松，动作稳定，性质柔和，适宜冠心病患者进行运动康复，但是太极拳运动量较小，为加大运动量可以打低架势，动作幅度增大，每次活动时间延长或增加重复次数。如能和有氧耐力运动结合，效果会更好。

（3）气功

适合冠心病患者的气功是放松功或强壮功，练习时呼吸不要过于深长，切忌闭气。经一段时间气功练习后，体质有了提高，则可再配合其他有氧活动，获得更好的效果。

（4）医疗体操

主要是徒手操，以简单的四肢和躯干运动为主，注意节奏平衡，呼吸均匀，不要做急促用力和闭气的练习。

2. 急性心肌梗塞后

（1）早期康复活动的病例选择

一般来说，无并发症的冠心病人是早期运动康复活动的适应者。一般入院观察2～3天，病情稳定后开始康复活动是合理的。急性梗塞后三大并发症：休克、心律失常和心力衰竭是住院期间死亡的主要原因，心肌梗塞病情比一般冠心病病情更加复杂多变。一般来说，随着时间推移，存活机会增加。一开始有并发症并不意味着永远被禁忌运动康复活动，同理，原来病情好转的也会恶化，出现新的问题，需要及时终止运动康复活动，因此，对冠心病人的早期康复一定要灵活。

（2）运动康复活动的阶段和方法

对于冠心病病人，康复的任务就是要帮助病人恢复正常或接近正常的生活方式。用多种康复方法，包括运动康复、心理治疗、健康教育、饮食咨询、控制危险因素、作业治疗和再训练等综合措施，通过病人直接努力和医务人员的努力，争取在体力、精神和社会等各方面收到最好的效果。运动康复是康复工作的中心环节。

①早期阶段：

时间：无并发症的心肌梗塞病人从进入CCU（中心监护室）开始，该阶段包括CCU和普通病房阶段，2～3周。

CCU阶段：自我护理、吃饭、主动和被动的上下肢活动、大便（坐位的）、坐在床上或床旁扶手椅上休息。运动强度1～2METs。

普通病房阶段：逐步增加步行、简单的体操和上下楼梯。运动强度2～3METs。有专门的冠心病康复体操。这一阶段的活动安全准则：①在医务人员监督下进行，最好用心电图监测。②心率，不应超过120次/分，无胸痛、无呼吸困难、无心律失调、无ST段下降，无收缩下下降超过15～20毫米汞柱。

活动顺序：每日前进一步。

康复成功的标志：病人能站立、行走，至少登上一层楼，可在家做自我护理活动。

②巩固阶段：

出院后6～8周后。目的：增强病人体力活动的能力，建立良好的运动习惯和恢复接近于正常的生活方式。方法：步行、体操、骑功率自行车。不能在医院的病人最好在家中进行步行训练。

这一阶段的活动安全准则：要教会病人自己测脉搏来控制运动强度，做到接近而不要超过规定的脉搏。

康复成功的标志：病人的体力精神恢复到可以重新参加工作。

③维持阶段：

应该持续终身。减少冠心病的危险因素，防止冠心病的再发作。以有氧运动为主，包括太极拳、步行、慢跑、骑功率自行车、游泳、上下楼梯、跳绳等。掌握运动强度仍然是保证安全的重点。

二、高血压的运动康复

（一）高血压的概念及主要症状

高血压是指动脉血管硬化而导致的以动脉血压持续性增高为主要症状的一种全身性的疾病，又称为原发性高血压。它不同于继发于其他疾病如肾炎之后的症状性高血压。高血压是一种常见的心血管疾病，根据1991年全国普查的结果，该患病率为11.88%。

高血压的主要症状是动脉血压持续性升高，并伴随有不同程度的脏器受损的表现。

世界卫生组织（WHO）制定的高血压的诊断标准是收缩压大于18.6千帕（140毫米汞柱）或舒张压大于12.0千帕（90毫米汞柱）。高血压还可按血压升高的程度或高血压主要受累脏器的病变程度来进行分级诊断。

特别需要指出的是，不是所有类型的高血压的患者都适宜进行运动康复。

高血压的治疗总的原则是高血压一旦形成，治疗要长期坚持，目前的治疗手段不能使高血压的病理改变发生逆转，只能缓解症状和延缓病变的发展过程。因此，不能在症状有所好转后就停止治疗。

治疗的措施包括非药物治疗和药物治疗，前者主要指减少饮食中的食盐摄入量，控制体重以及进行适宜的有规律的运动。一般来说，Ⅰ期高血压可以以非药物治疗为主；Ⅱ期高血压则以药物治疗为主，非药物治疗为辅；Ⅰ期高血压可在病情稳定的情况下进行运动疗法。

（二）高血压运动康复的机制

1.长期、有规律的运动对安静时血压的影响

实践和理论研究均证明，长期、有规律的运动可以降低高血压患者安静时的血压。其可能的机制一是作用于大脑皮层及皮层下的血管运动中枢，调整其功能状态；二是使血管收缩的交感神经的兴奋性降低，使血管扩张的迷走神经的兴奋性升高；三是运动使肌肉中的毛细血管扩张，降低了血管的外周阻力，尤其是对舒张压的降低具有较大的意义；四是运动可改善情绪，与饮食控制相配合可以有效的降低血液中胆固醇和低密度脂蛋白的含量，这些都有利于减少高血压发病的危险因素。

2.运动过程中血压的变化

运动时因心输出量增大，一般情况下收缩压和舒张压均会上升。但在进行较长时间的全身性运动时肌肉毛细血管大量开放，可使外周阻力降低，此时可表现为收缩压升高而舒张压变化不明显，有时舒张压反而会下降。

在进行力量练习时，尤其是肌肉做等长收缩时可挤压肌肉中的血管，从而增大外周阻力使收缩压和舒张压都明显升高。这种现象在进行上肢肌力练习时最为明显。一般而言，高血压患者不适宜采用这些运动方式。

3.适应症与禁忌症

运动康复主要适宜于临界性高血压和Ⅰ、Ⅱ期高血压，其中对Ⅱ期高血压要以药物治疗为主，运动康复的手段为辅。Ⅱ期高血压患者参加康复运动要视具体情况而行。

对症状不稳定和有较严重并发症者不适宜参加康复训练，高血压患者参加康复锻炼前应进行体检，并按照医生的建议进行。

对因各种疾病而导致的症状性高血压一般不适宜用运动康复的手段进行治疗。

（三）高血压运动康复的方法

1.步行

开始时速度为每分钟70～90步（每小时3～4千米），持续10分钟以上，能

够适应后再在坡地上行走或加快速度。

2. 健身跑

有一定锻炼基础的人可采用此法，但应在实施锻炼前进行体检，特别是应进行运动试验。跑动时精神要放松，掌握好节奏并与呼吸相配合。运动时的心率一般不要超过130次/分，运动后不应出现头晕、心慌及明显的疲劳感。

3. 游泳、自行车

要求基本同健身跑。

4. 太极拳、太极剑

太极运动动作柔和，肌肉放松且活动幅度大，另外练太极时要求思绪宁静，这些对降低血压都很有利。

5. 气功

以放松功为好，宜采用较大幅度的、张弛有序的上下肢都参加的动作，禁做长时间的等长收缩。

高血压运动康复的注意事项：

①必须与药物治疗相配合，体育锻炼不能代替药物，但适度的运动可以逐渐减少药物的使用量。

②运动中要做到精神放松，保持精神愉快。

③要保证足够的睡眠。

④要控制饮食和改变饮食习惯，特别是要限制食盐的摄入。

⑤不要进行带有对抗性的运动，尤其是剧烈的比赛。

⑥运动中不要做用力过猛的动作，也不要做长时间的屏气动作。

三、慢性阻塞性肺疾病的运动康复

（一）慢性阻塞性肺疾病的概念及主要症状

慢性阻塞性肺疾病（chronic obstructive pulmonary disease，COPD）是一种具有气流受限特征的疾病，气流受限不完全可逆，病情呈进行性发展，与肺部对有害气体或有害颗粒的异常炎症反应有关。

与慢性支气管炎及阻塞性肺气肿发生有关的因素都有可能引起COPD。目前临床上主要把COPD的危险因素分为外因和内因两类，外因包括吸烟、吸入粉尘和化学物质、空气污染及呼吸道感染等；内因包括遗传因素、气道高反应及肺生长发育不良。COPD发生的关键机制为各种致病因素导致易患个体的气道、肺实质和肺血管慢性炎症。慢性炎症时小气道管壁增厚，如伴有分泌物增多可使管腔发生狭窄，引起呼吸道阻力增高；同时肺气肿时肺组织弹性回缩力降低，既使呼气流速减慢又使小气道易于闭合，进一步增加了呼吸道阻力。

COPD起病缓，病程上，一般伴有咳嗽、咳痰。其标志性症状是气短或呼吸困难，早期仅在劳力活动后发生，随着病程的进展，可能在静息时也出现气促。COPD早期可无异常，随着疾病的发展，体格检查时可发现患者桶状胸、呼吸音减弱、呼气延长等体征，严重时出现呼吸衰竭。

（二）慢性阻塞性肺疾病运动康复的机制

1. 呼吸过程与呼吸肌

呼吸器官作为人体吸收氧、排出二氧化碳的唯一脏器，是维持生命和代谢的重要器官。虽然呼吸器官的气体交换通过呼吸运动来实现，但呼吸运动并不直接是呼吸器官的运动，它是通过对胸廓形状和大小的改变，产生胸腔内压力的改变来促使近3亿个肺泡的肺组织膨大和呼吸肌大致可分为4组，第一组为主吸气肌，包括膈肌、肋间内肌、肋间外肌；第二组为辅助吸气肌，包括胸锁乳突肌、斜方肌（这些肌肉仅在颈椎被固定时帮助吸气运动）、背阔肌、胸大肌和胸小肌；第三组为主呼气肌，主要是肋间内肌；第四组为辅助呼气肌，包括腹直肌、腹内斜肌、腹肌腹外斜肌。

2. 体育疗法的机理

①呼吸运动在一定程度内可随意调节。因此可进行主动训练。

②加大呼吸肌的随意运动时可明显使呼吸容量增加，从而改善气体代谢。同时，通过呼吸运动可改善胸腹腔的血液循环，因此，在一定程度上可改善心血管的循环。

③胸廓的顺应性在主动训练下可有所改善，还可改善肺组织的顺应性和弹性，并随着血液循环的改善，有利于肺、支气管炎症的吸收及肺组织的修复。

④在呼吸运动中吸气是主动过程，呼气过程在安静时是被动的，且吸气中横膈活动对增进肺容量有较大影响，通过训练可以明显改善横膈活动，因此宜重点训练吸气肌，适当训练呼气肌。

⑤辅助呼吸肌在一定程度上可增加呼吸深度，但当使用不当时，常与主动呼吸肌的作用相互抵消，增加无效耗氧量，加重呼吸困难的症状。因此，当出现辅助呼吸肌过度紧张时，应进行放松练习，可减轻呼吸困难的症状。

⑥随意运动可反射性地刺激呼吸运动。因此，在进行医疗体育运动时，应注意全身运动的协调配合。

（三）慢性阻塞性肺疾病运动康复的方法

运动治疗是COPD康复的重要内容，可改善其运动能力、减轻呼吸困难，提高生存质量。由于患者常因惧怕出现劳力性呼吸短促而减少运动，因此在临床上需要针对患者的实际情况制订详细、有计划的心肺功能训练方案。具体的运动治疗方案应包括运动方式、运动处方运动中的监测等方面。

1. 运动方式

主要是指进行运动训练的形式，主要包括下肢肌肉运动训练、上肢肌肉运动训练及呼吸肌运动训练等。

（1）下肢肌肉运动训练

主要有快走、划船、上下楼梯、踏板和踏车等，美国胸科医师学会（the American college of chest physicians，ACCP）和美国心肺康复协会（American association of cardiovascular and pulmonary rehabilitation，AACVPR）在2007年的肺康复指南中，将下肢运动训练推荐为COPD患者肺康复的1A级推荐，认为其可明显增加患者的活动耐量、减轻呼吸困难症状、改善精神状态。

（2）上肢肌肉运动训练

主要分为徒手、器械两大类，其具体方法有：重复提举重物平肩、橡皮筋与健身拉力器、握力器与推力器、手动功率自行车等。通过上肢肌肉运动训练可提高上臂肌肉耐力，减少与上臂运动相关的代谢需要及呼吸困难；通过改善肩胛带肌群的肌力，增强其在上臂静止状态下的辅助吸气效能，从而达到减少呼吸肌的负荷、减轻呼吸困难症状、降低呼吸氧耗的目的。ACCP/AACVPR同样将其作为肺康复的1A级推荐。

（3）呼吸肌运动训练

有腹式呼吸、缩唇呼吸、阻力呼吸等，呼吸肌训练可提高呼吸肌功能，减轻气急、气促程度，改善运动耐力，详见本节呼吸训练部分。

2. 运动类型

分为连续性训练和间歇性训练，连续性训练是指在整段时间内，训练均以处方要求的运动强度进行；间歇性训练是指在运动期间做高强度运动，伴以短暂的恢复，并交替进行，适合运动耐力严重下降的患者，通常运动和休息时间之比为1∶1。

3. 运动强度

一般要求达到最大摄氧量的60%～85%、ACCP/AACVPR推荐患者行高强度训练（达到最大摄氧量的80%～85%），但认为患者也可从中低强度（最大摄氧量的60%）的运动中获益。

4. 运动频率及周期

ACCP/AACVPR推荐患者接受每周2～5次，每次20～30分钟，为期8～12周的训练。对大多数患者而言，最低运动量为每周3次，每次15分钟。值得注意的是，康复训练对COPD患者运动能力和生存质量的改善作用会随着康复进程的停止而逐渐消失。

此外，所有COPD患者的康复治疗必须在康复治疗师和护士的指导下进行，在进行运动训练时应密切注视患者的症状变化，有无呼吸困难加重、发绀、面色苍白等，有条件时还应监测患者的心率、血压、呼吸频率、血氧饱和度等。

四、支气管哮喘的运动康复

（一）支气管哮喘的概念及主要症状

支气管哮喘简称哮喘，是一种以嗜酸性粒细胞、肥大细胞反应为主的气道变应性炎症和气道高反应性为特征的疾病。

有过敏体质的患者在吸入过敏性抗原微粒或发生呼吸道感染时，均可能引起发病。

支气管哮喘的发病与空气污染、婴儿喂养、气候、地区、民族素质等因素有关，也有很多哮喘患者经一定量的体育运动后会发生，急性的大、小气道阻塞，表现为咳嗽、胸闷、喘气，称运动性哮喘。有些人虽无明显的临床表现，但肺功能测定发现，运动后有支气管痉挛。

（二）支气管哮喘运动康复的机制

由于运动性哮喘发作限制了哮喘患者活动，所以一般人认为应避免活动来减少哮喘发生。根据美国统计，2亿美国人中有800万人患有哮喘，是造成青少年因病缺课的主要原因。多数哮喘患者在发病季节或病情不稳定期，一般活动也能引起哮喘发作，严重地影响了他们的工作、娱乐和生活。因此不少人不敢也不愿参加体育活动，更多患者长期不敢活动，深居简出。有些家长、老师和医务人员还劝阻病儿进行正常的体力和精神活动，使不少病儿对运动产生畏惧心理，不愿也不敢参加群体活动，性格更孤癖，情绪更压抑，心肺功能也每况愈下。显然，通过避免活动来减少哮喘发生不是积极的方法。

提高患者的适应能力，恢复机体功能是康复体育的目的。训练结果表明，训练组运动后支气管痉挛程度明显减轻，对照组则无明显变化。从发病机理来看，适当的运动时间和强度及方式很重要，造成介质不断消耗，呼吸道慢慢适应水分和温度的变化则可不发生明显的支气管痉挛。运动前应先进行准备活动，逐渐加大运动量，最好达到轻微出汗为宜，其次反复剧烈活动1~3分钟，以形成不应期反应，然后可以进行正式运动。值得注意的是，运动强度不宜急剧增加，以免呼吸道水分和热量突然丢失造成支气管痉挛，因为支气管痉挛程度和水分丢失急剧变化程度有关。然后慢慢减少活动量，以免让支气管痉挛的因素突然占明显优势。我们也发现用这些方法可以明显减轻支气管痉挛程度。有的病人自己也逐渐摸清这些规律，骑车突然加快和急刹车后发生运动性哮喘，而有节奏和平稳骑车却不发生运动性哮喘。

运动的环境也很重要。要尽量减少运动时水分蒸发和热对流交换，运动场所要选择空气湿润、温暖的环境。室内运动场是冬季首选场所，室内游泳是适合大多数哮喘患者的体育项目。虽然哮喘患者可以进行大多数运动项目，但发病季节或经常发生运动性哮喘的患者，最好以进行室内游泳等项目作为过渡。让哮喘患儿进行游泳训练5月，所有患儿不仅身体更结实，还改善了体型和肺功能。张口呼吸较用鼻呼吸引起支气管痉挛程度更重，鼻腔具有温暖和湿润空气的功能，所以平时训练时，要养成用鼻呼吸的习惯。

通过康复体育锻炼能加强植物性神经系统的功能，促进兴奋抑制过程正常化；消除支气管痉挛，使呼吸机制正常化；增强呼吸肌力量和胸肌的活动，改善肺的换气功能，防止肺气肿发展。消除病理性皮质—内脏反射，恢复呼吸调节机制，使外呼吸机能正常化；克服呼吸障碍，减少发作次数；提高机体对外部环境反应的稳定性……

总之，一定量的运动会引起大多数哮喘患者发生运动性哮喘，但正确指导他们运动，减少呼吸道水分和热量丢失，让介质少量释放，促进形成不应期反应，再配合药物预防和治疗，可以大大减少甚至消除患者在心理上、体质上的危害反应，有利于病人体质恢复，让患者能和正常人一样进行工作、学习和运动。

（三）支气管哮喘运动康复的方法

1. 运动目的

①通过适当的锻炼，使患者学会正确的呼吸方法，抑制大脑病理兴奋灶，不断解除紧张状态，改善呼吸效率，建立新的呼吸反射机制。

②掌握放松的方法，把机体调整到自然、轻松舒适的状态，使意念逐步集中，排除杂念，疏通经络，调和气血，使患者在精神、心理及全身骨骼肌松弛，反射性地缓解支气管痉挛，以控制哮喘发作。

③增强呼吸肌的作用，改善肺的换气功能。改善体质、提高机体的抵抗能力，加强脱敏作用，减少发作次数。

2. 运动类型与方法

康复体育要根据病人心肺机能状况、年龄、病情、发作频率等进行个别安排。通常采用呼吸体操，发元音辅音、浊辅音的一般最简单的体操练习，最好的练习是慢速游泳气功、太极拳、按摩等。哮喘患者在无人指导下应尽量避免中长跑、爬山、滑雪、溜冰等运动。参加集体活动的项目，尤其是动静结合的运动项目如排球，也可降低运动性哮喘的发生机会。

慢长呼吸练习应逐渐进行。开始5～7秒，以后30～40秒的发声练习能促进慢长呼吸。

除了专项呼吸练习以恢复节奏呼吸、活动中的长呼气外，还必须加进简单的体操动作：四肢弯曲，伸展、外展、内收，上体伸展，前倾侧屈。

3. 呼吸体操

①仰卧，全身放松，两手分别放在小腹部和胃部，缓缓进行深呼吸，呼气时可轻压腹部，做1~2分钟。

②仰卧，吸气时两臂侧伸，手心向上，呼气时下肢不动，一手臂随上体向一侧转体而与另一手臂合拢，再吸气，还原。左右转体交替反复做7~8次。

③仰卧，两臂放在身旁。吸气时手心向下，脚尖向内；呼气时翻掌，手心向上，同时两脚尖外展；再吸气时手心翻向下，脚尖向内收。反复做7~8次。

④仰卧，吸气时不动，呼气时两臂抱胸。

⑤仰卧，吸气时下肢不动，两臂上举过头；呼气时两手随身体坐起而触及脚尖，胸触膝；再吸气时两手随上体卧倒而回到头，上下反复做7~8次。

⑥仰卧，吸气时下肢不动，两臂上举过头，呼气时一腿伸直抬起，两手触及膝部。反复交替做7~8次。

⑦仰卧，吸气时下肢不动，两手叉腰；呼气时两腿慢慢屈膝，两手抱膝轻压腹部；再吸气时，还原。反复做7~8次。

⑧坐位，两手轻放胸腹，自由呼吸1~2分钟。

4. 放松功

采取坐位或前倾坐位，闭目，采用逐步放松法来诱导入静，用自然呼吸法来调息，从头到脚、从上到下逐步放松，一般反复放松3遍，待精神安定、身体放松后，保持心平气和状态，吸气时放松，然后思想集中到脐部一段时间，再于呼气时意念放松，如此循环进行。练功结束时先睁开眼睛，搓手浴面。

5. 运动强度与时间

运动强度因人而异，以患者能适应为度。呼吸体操练习时，每个动作每天应单独重复10~20次，每节应至少做7~8次，每日1~3次。

其他类型运动，可让哮喘患者先准备活动5分钟，然后剧烈活动2分钟，休息2分钟，反复至30分钟，而后在温暖、湿润的环境下运动30分钟，每周2次，3~4月一疗程。

6. 注意事项

①室内空气要保持新鲜，温暖。

②呼吸必须自然匀长、放松，不可屏息和憋气。

③呼气时可配合发音。

④可酌情配合散步或打太极拳、气功等体育活动。

⑤患者必须学会表浅呼吸，不做深吸气动作。因为深吸气会刺激支气管感受器，导致痉挛加剧和扩大。

⑥当有气喘征兆时，患者应采取一种感到舒适的姿势。最好是坐下，双手放在桌上，或放在椅子的椅背上，同时应使身体的肌肉最大限度地放松。消除这些肌群的痉挛，能改善患者状况。

第六章 康复体能训练

第一节 体能训练概述

体能主要包括身体形态、机体机能和运动素质三个方面，三者之间相互联系、相互影响，任何一个因素的变化都会引起其他因素和整体的变化。其中，身体形态是指身体表现出来的外部形态，比如身高、体重、四肢长度等；机体机能是指身体器官和系统的功能，比如神经系统的反应速度、肌肉的收缩能力、关节的灵活程度等；运动素质是指机体表现出来的和运动相关的能力，比如跑、跳等能力。体能训练以提升运动素质为主要内容，在提升运动素质的过程中同时实现身体形态和机体机能的改善，最终实现整体体能的发展。因此，体能训练就是针对运动素质展开的训练，主要围绕发展运动素质进行。

一、体能训练的概念

体能及体能训练的含义是一个渐进的发展过程。对体能概念及构成的不同观点，决定了对体能训练认识的差异。例如，认为体能就是身体素质，那么体能训练主要就是针对力量、速度、耐力、灵敏、柔韧的练习，其中又特别强调力量、速度、耐力的提高；把体能看成是身体形态，各器官系统机能、运动素质的有机结合，虽然在训练中兼顾了身体形态的塑造、系统机能的完善和运动素质的提高，相对比较全面，但对动作技能的精细化要求又不够。功能性体能训练理论也一样，它并不能解决体能所需要的全部问题。

在总结和归纳前人研究成果的基础上，本教程认为，体能训练是指以现代体能训练理论为指导，以提升整体运动表现、挖掘运动潜能、预防伤病为目的，对身体运动能力体系进行的系统改造的整合过程。目前对体能训练概念的认识还有不同的观点。

二、体能训练的地位与任务

尽管在不同的运动项目中，体能对运动员竞技能力贡献的大小不同、对一般普通人群的要求也不同，但这并不影响体能训练的基础地位。在现代运动训练的几项内容中，体能训练是顺利完成其他各项训练的基础，没有良好的体能，技能训练、战术训练等必将流于形式；没有高效的体能训练，运动员竞技能力的提高就难以保证，一般群体的体质提高也会出现问题。

体能训练的任务主要体现在以下几个方面：

第一，根据专项运动的需要改善身体形态结构。如姚明和王治郅到NBA后都曾面对体重过轻、对抗能力不足等问题，他们的体能教练首先通过力量训练和饮食结构调整，增加体重，改善其身体形态，以适应NBA比赛激烈的身体对抗的需要。普通人群也可以根据自身的身体形态，通过调整饮食结构、适量运动来调节生活和体能。

第二，全面提高运动员机体各器官系统的生理机能。对于一般人群也可以提高其机体各器官的功能和适应能力。我们知道，机体的生理机能是运动能力的基础，任何一项运动能力都是由若干个器官系统的机能所决定的。力量的大小不仅取决于肌纤维的收缩能力，还取决于神经系统的协调能力，因此，体能训练要全面提高运动员机体各器官系统的生理机能。

第三，充分发展身体素质。身体素质是技术、战术的基础，没有良好的身体素质，再好的技术和战术在比赛中都将成为无源之水、无本之木，就好像建在沙滩上的摩天大楼。一般人群可根据自身的身体适应能力，适当降低运动负荷和强度，从而有利于机体的健康发展。

第四，提高对环境变化的适应能力。

第五，提高人体在比赛、工作、生活中处理对心理障碍的挑战、调适与控制的综合能力。

三、体能训练的基本原则

（一）结合实际原则

结合实际原则是指体能训练要因人、因项、因时制宜。其中，因人是指制订体能训练计划要根据个人实际情况，比如个人身体基础、运动素质水平等；因项是指在制订体能训练计划的时候要根据运动专项的特点，以提高运动专项的技、战术水平和竞赛成绩为最终目的；因此在制订体能训练计划的时候，要结合训练发展的阶段和进程，根据之前的训练基础确定接下来的训练计划。

（二）系统训练原则

系统训练原则是指在整个体能训练的过程中，都应该遵循体能发展的内在规律，合理规划训练的各个阶段，持续不断地进行训练。系统性原则体现在训练的各个方面，除了系统安排训练的各个阶段，还要系统安排训练的内容、训练的手段、训练的负荷等。

（三）与运动专项相结合原则

与运动专项相结合原则是指体能训练要在全面发展运动素质的基础上，结合运动专项的特点，重点培养有助于运动专项技术和战术发展的运动素质。体能训练是发展运动技术和战术的基础，而运动技术、战术水平是决定运动成绩的关键，因此要将体能训练与发展运动技术和战术相结合，使运动员在身体形态和机体机能方面对该运动项目的特殊要求产生适应，以促进运动员竞技成绩的提高。此外，当今许多运动项目的运动员正在朝着越来越年轻化的方向发展，这也就意味着留给专门的体能训练的时间正在减少，因此不得不将体能训练和运动专项相结合，使两者同时发展。

第二节　力量训练

力量素质是指人体或身体某部分肌肉工作时克服阻力的能力。力量是掌握运动技术、提高运动成绩的基础。

力量按肌肉活动的性质可分为静力性力量和动力性力量两种。当肌肉收缩时所产生的力量，可以实现某些静止不动或整个动作中肢体产生明显的位移，这种力量称为静力性力量。静力性力量又称为等长力量（等长收缩）。这种肌肉收缩的特点是肌纤维虽然积极收缩，但肌肉的总长度并没有改变。从肌肉整体外观看，肌肉长度没有改变，但实际上肌肉的收缩成分（肌纤维）是处于收缩中而使弹性成分拉长。从而整块肌肉长度保持不变，如站立、支撑、平衡等。

一、发展力量素质的练习方法

1.绝对力量锻炼

采用本人最大力量的60%～70%的负荷重量，每组重复8～12次，组间歇时间为2～5分钟，组数以不降低重复次数为准则。基础锻炼阶段应从40%的负荷重量开始锻炼。经过基础锻炼以后，每周可安排1～2次负荷80%重量以上的力量锻炼。

2.相对力量锻炼

在发展相对力量时，要控制体重。运动负荷安排应强度（重量）大、重复次数少。

3.耐力力量锻炼

经常采用小重量、多次数直至极限次数的锻炼。大学生力量素质锻炼应注意做好准备活动和放松活动，注意全面性、活动性（少做静止与憋气练习）和隔日性，并要因人而异。

二、不同部位的力量素质训练

（一）颈部力量素质训练

颈部力量素质训练主要是静力性对抗训练和负重训练，具体训练方法如下。

1.头手倒立

头手倒立训练法主要是发展颈部肌肉力量。要求大学生在墙壁前，缓慢屈臂成头手倒立，两手主要起维持平衡的作用，两脚轻轻靠放在墙壁上，以头支撑体重，坚持尽可能长的时间。

2. 背桥练习

背桥练习时，以脚和头着地支撑于地面，采用仰卧或俯卧姿势，腰腹部向上挺起，两手置于胸腹部，使身体反弓成"桥"或腹部向下，以额头（或头顶）和脚趾支撑于地面，臀部上提成"桥"。

（二）肩部力量素质训练

肩部力量素质训练主要是针对肩部肌群力量的训练，特别是锁骨末端的三角肌的力量训练。肩部三角肌前部、侧部以及后部共同围绕起来在肩部形成一个圆球。专门的力量训练能使机体的整个三角肌得到全面的发展。

1. 颈前推举

颈前推举主要是发展三角肌前束和斜方肌的肌力。具体可采用直立姿势或坐姿，两手握杠铃同肩宽，握杠于锁骨处，手臂垂直向上伸直推起。

2. 颈后推举

颈后推举主要是发展三角肌后束、冈上肌和肱三头肌的肌力。为两手握杠铃，约同肩宽，垂直上举至手臂伸直。

（三）上肢力量素质训练

臂部力量素质训练不仅能使大学生拥有强壮有力的前臂肌群，有利于塑造健美的体型，有利于提高握力、支撑力和完成各种训练动作的能力，还有利于增强机体各部位的肌肉力量。

（1）引体向上 双手分开抓住单杠，同时用力提升身体，使下颌骨接触单杠再下降至双臂完全拉直。

（2）双杠臂屈伸 双手紧抓双杠，双臂伸直将身体支撑离地，身体下降时，屈臂直到肘部与双杠齐平，双脚保持离地状态。

（3）屈臂悬垂 两手反握单杠用力提升身体至下颌超过杠面。练习时尽量长时间保持该姿势。

（4）肘部弯举 手持杠铃或哑铃做肘关节的屈伸动作。练习时应注意勿使两肘的位置移动。

（5）仰卧推举　仰卧于板凳上，将杠铃持于胸部并连续推举。

（6）俯卧撑　掌心平放地面，双手距离与肩同宽，双腿挺直，足尖着地，双臂弯曲至胸腹部触地，接着双臂伸直，将身体提升。

（四）胸部力量素质训练

发展胸部力量素质训练的方法很多，有徒手练习也有器械训练。在训练实践中，任何下肢高于上体的斜板卧推和飞鸟动作都有助于发展胸大肌下部力量，具体训练方法如下。

1.俯卧撑

俯卧撑主要是发展肱三头肌、胸大肌、三角肌和前锯肌等肌群的力量素质。训练方法为两手间距稍宽于肩，直臂双手俯卧撑地，两腿伸直，两脚并拢，脚趾撑地。两臂力量提高后，可使两脚位于高台上或在背部负重进行练习。

2.仰卧扩胸

仰卧扩胸主要是发展胸大肌和三角肌的力量。仰卧在垫子或矮凳上，两手持哑铃两臂伸直，与身体成"十"字形。直臂慢速将哑铃举至胸的正上方，然后慢速还原成预备姿势，反复训练。

（五）背肌和腹肌力量素质训练

腹部力量素质训练的重点是发展腹外斜肌、腹内斜肌、腹直肌和髂腰肌力量，充分利用腹肌的收缩来缩短骨盆底部至胸骨间的距离。

背部力量训练的目的是充分发展人体的背阔肌、大圆肌、斜方肌、冈下肌、小圆肌前锯肌以及骶棘肌等肌群的力量。大学生在训练过程中应做到动作准确，使肌肉充分收缩，以充分发展背部力量。

具体训练方法如下。

（1）仰卧起坐　练习时压住双脚，双手抱头，双腿保持弯曲状态，然后连续起坐。

（2）收腹举腿　仰卧在地，双腿并拢，双手抱头或自然放在身体两侧，然后双腿抬起与地面呈45°以上，脚尖绷直，接着轻放双腿，到快触地时再抬起，重复练习。

（3）俯卧背屈伸　俯卧，压住双脚，双手抱头，双腿保持挺直状态，然后将身体抬至最高点再轻轻落下，重复练习。

（4）肩负杠铃体前屈　直立，双脚与肩同宽或略宽于肩，抓紧杠铃使其在双肩上保持平衡，然后将身体前屈至与地面平行，再将身体缓慢抬起。仰卧，双腿伸直并拢，两臂伸直于头上，然后同时抬起双腿和上体，让手指与脚尖在躯干上方相触再慢慢放下，重复练习。

（六）下肢力量素质训练

腿部是机体运动的最重要的部位之一，腿部力量是机体从事其他常见运动项目的基础。腿部力量素质训练方法具体如下。

1. 跳跃练习

纵跳主要用于发展伸膝和屈足肌群力量及弹跳力。具体训练方法为身穿沙背心，戴沙护腿，成半蹲姿势。两脚蹬地起跳，两臂上摆，腿充分蹬伸，头向上顶，缓冲落地手继续做。连续练习10～15次。也可悬挂或标出高度目标，以两手触摸标志线或物体进行练习。

蛙跳主要是发展下肢爆发力及协调用力。训练方法为身穿沙背心，戴沙护腿（也可不负重），全蹲。两脚蹬地，腿蹬直向前上方跳起，腾空后挺胸收腹，快速屈腿前摆，以双脚掌落地后不停顿地连续做6～10次。

跳深主要是发展伸膝、屈足肌群和腹肌的力量素质。练习者先将5～8个高度为70～100厘米的跳箱盖纵向排好，每个跳箱盖横放，间距均为1米。练习者面对跳箱盖并腿站立，双脚同时用力跳上跳箱盖，紧接着向下跳，落地后立即又跳上第二个跳箱盖，紧接着向下跳，落地后立即又跳上第三个跳箱盖，连续跳上跳下20～30次。也可在有沙坑的高台处做该练习。

2. 负重深蹲

负重做蹲起动作，练习时应缓慢屈膝，快速蹬伸。

3. 杠铃提踵

肩负杠铃进行提踵练习，练习时两腿绷直，脚跟高抬。重复练习。

第三节　速度训练

速度素质是指人体或人体某部位快速运动的能力。也就是人体或人体某一部位快速作出运动反应、快速完成动作、快速移动的能力。

一、对速度的认识

速度是一种综合素质，是人体重要的运动素质之一，是体能训练中极为重要的一个部分。它是指人体快速移动的能力，也指人体的部分环节快速完成动作和快速做出运动反应的能力。它对人体整体运动能力的提高有着重要意义。

近年来，随着科学技术和研究的不断深入，体能研究的理论和实践有了突破性的进展，速度素质的研究成为其中的重点之一。我国现代体育多受国外发达国家的影响，很多观念与国外比较相近。我国学者将运动中速度素质具体分类为反应能力、快速移动能力和快速完成动作的能力。国外速度训练相关研究表述也多为相似的内容，不同的是对速度素质的组成有不同表达。2011年，美国出版的 *Strength and Conditioning* 一书将速度素质分为加速度、最大速度和速度耐力三部分。国际田径联合会出版的教材《教练理论入门》，将速度分为最大速度、最佳速度、加速度、反应时、速度耐力五种类型，并认为人的速度能力发展在发育过程中存在"机会窗口"，即提高速度的最佳时期，要注重对速度"机会窗口"的把握。

速度素质练习最初是针对田径运动项目中身体整体周期性移动速度的训练，之后随着速度素质训练研究的深入，速度训练不断扩展到田径运动以外的领域。现在的速度训练研究主要针对各项运动的专项速度训练。在不同的运动项目中，速度素质具有同样重要的作用。例如，在球类运动中，移动速度、进攻速度、击球速度、反应速度各不相同。动作速度往往是取得胜利的重要保证；投掷项目需要器械出手的动作速度。因此，速度素质的发展水平高低，在很大程度上决定着运动成绩的高低和比赛的胜负。美国NBA比赛之所以引人入胜、精彩纷呈，核心因素之一是具有激烈的速度和身体对抗，一般运动队的速度节奏达不到这种水平。因此，速度是运动员达到和维持最佳竞技状态的保证，是取得优异运动成绩的重要条件，是衡量练习者身体素质水平的重要指标。探讨提高速度素质训练方法与途径，是体能训练的一项重要任务。

速度在理论上被分为反应速度、动作速度和位移速度，又可分为无氧速度、有氧速度，但速度绝不仅仅与跑有关，而是人体综合能力的反应，高水平运动员在运动场上的表现尤其如此。有研究认为，在特定的运动专项或技术中应用爆发力的结果就是速度。在大多数运动项目中，改变运动方向和运动速度的能力较之获得和保持速度的能力更加重要，说明快速力量，灵敏性特别是爆发力对速度素质的重要影响。实践表明，从60米（甚至更短）到200米的周期性短距离田径项目中，爆发力、最大力量。肌肉放松能力对短跑成绩的影响存在很大的关系。距离越短，力量因素的影响越大；随着距离的增加，肌肉放松能力的作用在增强，因为只有肌肉放松才能提高肌肉的发力效果，并在很大程度上节省能量消耗。长距离运动、其他球类项目同样如此。

不同手段的效果也是速度训练研究的重点。早期的速度训练主要是各种段落跑的练习，并逐渐融入了力量练习内容。在过去的几十年中，助力跑和阻力跑训练方法的实效性逐渐得到了国内外短跑教练员和运动员的广泛认同，并将其视为短跑训练实践中提高速度表现和突破速度障碍最为常用的手段。但也有人持相反的观点，认为助力跑和阻力跑训练可能存在破坏短跑技术结构和增加运动损伤率的负面效应，特别是在青少年训练阶段，所以应谨慎使用。20世纪60年代，苏联人首先使用了跳深练习，并在短距离.跳跃项目上取得了令人瞩目的成绩。后期这种方法被称为"超等长"或"反应力"训练，并在世界范围内流行。但反应力的训练需要根据项目精心设计，而不是相同的要求。有研究认为，在运用"跳深"练习发展反应力量时，应该强调快速和连贯，而不能过于追求高度。

目前，随着运动科学的发展，人们不再局限于步幅、步频对速度能力的影响，而是逐渐深入，从神经肌肉系统功能和能量供应的角度，探讨进一步提高速度能力的方法。

国外对速度训练的研究从概念、分类、主要的训练方法都与我国现阶段的认知大致相同，但其研究内容更加精确量化，训练的方法和手段也更多样化，对专项速度的研究范围更广，重视对各个项目专项动作速度的训练研究。注意运用科学手段如生理指标的变化剖析其训练效果，对产生变化的原因进行深度的研究，反馈并改进训练方法。目前，速度能力及其训练被广泛应用于选材、体育科学研究、后备人才培养、竞技运动员的体能训练及普通人群的健身领域。

二、速度训练的方法与手段

（一）反应速度训练

反应速度是指人体对各种信号刺激快速应答的能力，即人体对各种刺激发生反应的快慢。根据复杂程度，又可将反应速度分为简单反应和复杂反应两种。其中，简单反应是指用一种事先规定的动作对单一信号做出的反应，复杂反应是指对运动中客体变化所做出的选择反应。

（1）起动跑　两手撑地，两腿交叉成弓步状，听信号快速起动跑出；或两腿做弓步交换练习时，听信号快速起跑。跑出距离10～20米。

（2）听信号起动加速跑　慢跑中听信号后突然加速冲跑10米。反复进行。

（3）小步跑、高抬腿跑接起动加速跑　做原地或行进间的小步跑或高抬腿跑，听到信号后突然加速冲跑10～20米。反复练习。

（4）转身起跑　背对前进方向站立，听信号后迅速转体180°，起动加速跑20米。

（5）俯撑起跑　从俯撑开始，听信号后迅速收腿起跑10～20米。

（6）反应突变练习　练习者听各种信号做各种滑步、上步、交叉步等移动、转身、急停、接球、上步垫球等模仿练习。

（二）动作速度训练

动作速度是指人体或人体的某一部分快速完成某个动作的能力。动作速度的评价指标包括时间和频率两种，时间是指完成单个动作或者成套动作所用的时间的长短，频率是指在单位时间内完成的动作数量。

（1）听口令、击掌或节拍器摆臂　两脚前后开立，根据口令或击掌或节拍器节奏，做快速前后摆臂练习20秒左右，节奏由慢至快，快慢结合。摆臂动作正确、有力。重复2～3组，组间休息3～5分钟。

（2）悬垂高抬腿　两手握单杠成悬垂，两腿快速交替做屈膝高抬腿和下蹬伸直动作，速度越快越好。每次两腿各抬20～50次，重复2～3组，组间歇3～5分钟。

（3）原地快速高抬腿或支撑高抬腿　身体前倾支撑肋木或墙壁等，听信号后做高抬腿10~30秒，大腿抬至水平，上体不后仰。可重复练习4~6次，间歇5~7分钟。

（4）快速小步跑　小步跑15~30米，两腿频率越快越好。要求以大腿工作，小腿放松，膝踝关节放松，脚落地"扒地"。重复4~6次，间歇5~7分钟。

（5）快速小步跑转高抬腿跑　快速小步跑5~10米后，再转高抬腿跑20米。小步跑要放松而快，转高抬腿跑时频率不变，只是幅度加大。重复3~5次，间歇4~5分钟。

（6）快速小步跑转加速跑　快速小步跑10米左右转入加速跑。加速跑时频率节奏不能下降，跑出20~30米放松。重复3~5次，间歇4~5分钟。

（7）高抬腿跑转加速跑　快速高抬腿跑10米左右转加速跑，频率节奏及前摆腿的高度不能下降。重复3~5次，间歇5~6分钟。

（8）踏标记高频快跑　跑道上射出步长标记，听信号后全速踏标记跑20~40米。步长标记要合适。每组2~3次，重复2~3组，组间歇5分钟。

（9）前倒起跑　两脚前后开立，身体自然前倾，至重心前倒失去控制时迅速起跑20~30米。每组2~3次，重复2~3组，组间歇5~7分钟。

（10）连续跨栏跑　放置5~6个低栏，栏间距1.5~2米，快速做连续过栏练习。要求动作速度快，过栏动作正确，节奏准确。每组5~7次，重复2~3组，组间歇7~10分钟。每次计时跑。

（三）位移速度训练

位移速度是指人体在特定方向上发生位移的速度，位移速度的评价指标也包括两种，一种是通过一定距离所用的时间的长短，另一种是单位时间内所通过的距离的长短。值得一提的是，良好的位移速度能力并不代表着良好的反应速度，比如在1980年莫斯科奥运会100米赛跑决赛中，艾伦·威尔斯的位移速度在8位选手中是最慢的，但是却取得了比赛的冠军，而另一位位移速度最快的选手却没有获得冠军。

（1）原地摆臂　两脚前后开立，根据口号或击掌声做有节奏的前后摆臂20秒。要求节奏快、动作有力。也可采用计时计数摆臂，模拟摆臂、障碍摆臂等方法进行练习。

（2）原地快速高抬腿　以短跑动作前后摆臂进行原地快速高抬腿，肘关节弯曲大约90°。前摆手摆到约肩部高度，后摆手摆到臀部之后。大腿摆到与地面平行。

（3）高抬腿跑绳梯　双脚在同一格内落地，尽快跑过每格约50厘米间距的绳梯。

（4）小步跑　站立姿势，按小步跑技术做快频率行进间小步跑20米。要求膝、踝放松，前脚撑积极扒地，两臂协调配合，频率越快越好。练习3~4组，每组3~4次。也可采用小步跑接后蹬跑、小步跑接加速跑、快步走接小步跑等进行练习。

（5）加速跑　一般可采用上坡加速跑60~80米，蹲踞式或站立式起跑后加速跑20~40米，由慢到快逐渐地均匀加速跑60~80米三种方式练习。要求逐渐加速，并高速完成练习。反复练习。

（6）直腿跑　用直腿跑技术，跑出时摆动腿伸直，以足跟擦着地面向前摆动。要求动作协调，行进距离20~30米。反复练习。

（7）快速跑　站立式或半蹲式姿势出发，一开始要尽快发挥最大跑速，距离可分别为30米、60米、80米。反复练习。

（8）跑步动作平衡　采用最高速度时的单腿支撑姿势，左脚用脚掌支撑，肘关节弯曲约90°。左手在肩部高度，右手在髋部高度，右腿高抬，右脚踝靠近臀部。

（9）跑步姿势交换腿高跳　先从慢跑开始，用跑的身体姿势进行高跳。起跳后再用另一只脚落地。

（10）踝关节小步跑　采用很小的步长快跑，强调脚底肌群的蹬地和踝关节屈伸动作。以脚掌蹬离地面。

（11）双腿过栏架跑　摆放8~10个栏架，高30~40厘米，间距约1米。在栏架上做高抬腿跑，在每一个栏间距内双脚落地，采用同一条攻栏摆动腿。

（12）拖轮胎跑　练习者腰部系上一条绳索，拖动一个汽车轮胎进行跑的练习。

第四节　耐力训练

耐力素质是指人体长时间活动或抵抗神经、肌肉疲劳的能力。耐力是人体健康和体质强弱的一个主要标志。耐力分为肌肉耐力和心血管耐力两种。心血管耐力又分为有氧耐力和无氧耐力两种。

一、耐力素质训练的要素

耐力素质训练的效果取决于运动形式、训练强度、持续时间、训练频率4个方面。在训练实践中选择训练方法的时候，要充分考虑专项特点，训练阶段和任务，有序组合4个方面的内容。

1. 运动形式

运动项目众多，在竞技比赛中对耐力素质都有要求，但所需要的耐力性质不同。运动项目的表现形式和运动环境有很大差异，造成了运动过程中能量消耗与代谢方式的不同。例如，同样是体能类项目，长跑对有氧耐力有更多的依赖，游泳对持续的糖酵解（乳酸）供能能力要求更高，而划船要求全身有良好的肌肉耐力水平。球类项目也同样如此。因此，耐力训练要充分考虑专项运动需要，有计划地选择耐力训练方式。那种以跑为主、千篇一律的耐力训练方式是不可取的。

2. 训练强度

强度是耐力训练的核心，对强度的把握在很大程度上决定了耐力训练的效果。无氧耐力、有氧耐力、专项耐力在训练强度的要求上有较大的差异。例如，有氧耐力训练通常采用70%以下的强度，心率低于160次/分。无氧乳酸耐力训练一般采用高于80%强度的练习，心率在170～180次/分。研究显示，不同耐力训练强度对机体的影响和作用功能是有层次性差异的，对快肌，慢肌的作用也不同。因此，针对专项和训练需要，选择适应的负荷强度十分重要。实践中要注意防止用偏大的强度进行一般耐力、有氧耐力的训练。

3. 持续时间

持续时间与训练强度有对应关系，强度大则运动时间短，反之则相反。因此，耐力训练持续的时间要根据强度确定，以维持足够的运动时间。通常中等强度运动保持30分钟以上，大强度运动保持在20分钟以上，对耐力素质的提高较为理想。在耐力训练实践中，要避免强度过大的做法。因为强度与时间成反比，运动时间太短不会对心肺功能有理想的效果。

4.训练频率

提高耐力不是短期内能解决的问题，要常年坚持，在一周中也要间隔性的安排。通常在耐力训练中，一般中等强度训练可以每周5次，或者大强度训练每周3次（隔天练），也可以两者互补安排。同时要注意专项特点，与专项耐力训练有机结合并考虑所处训练时期。例如，准备期一般耐力训练安排的次数多一些、时间长一些，专项耐力训练相对较少；比赛期一般耐力训练安排得少一些、时间短一些，专项耐力训练安排相对增加。

二、耐力训练的方法与手段

发展耐力素质的练习方法有有氧耐力锻炼和无氧耐力锻炼两种。

（一）有氧耐力锻炼

采用较小强度（每分钟脉搏在120～140次）和较长时间运动（15分钟以上）的方法来进行有氧耐力锻炼。

（1）持续走　以80%～85%的运动强度走3000～6000米。

（2）重复走　在规定时间内完成一定距离（如400米）的竞走练习，4～5组，间歇5分钟。竞走段落应短于专项距离。

（3）匀速持续跑　跑的负荷量尽可能多，运动时间在1小时以上。心率控制在150次/分左右。

（4）间歇跑　在30秒完成200米跑，练习6组，以200米慢跑作为间歇。

（5）定时跑　进行15分钟左右的定时跑练习，时间更长一些也可，保持50%～55%的练习强度。

（6）变速跑　运动训练负荷强度由低到高，心率控制在130～150次/分、170～180次/分。练习持续时间在半小时以上。

（7）越野跑　一般跑的距离在4000米以上，最多可达10000～20000米。跑的速度可以适当变化。心率控制在150～170次/分。如以时间计，运动时间在1.5～2小时。

（8）水中快走或大步走　在深30～40厘米的水池中快速走或大步走。

（9）法特莱克速度游戏　此项目在野外、丘陵、山坡、平原的地形条件下进行，由练习者自己控制距离不等的快跑、慢跑、匀速跑、加速跑交替进行的连续练习。多用于调整训练课或过渡训练期。

（10）3分钟以上跳绳或跳绳跑　在跑道上做两臂正摇原地跳绳3分钟或跳绳跑2分钟。4～6次，间歇5分钟。强度为45%～60%。要求每次结束时，心率在140～150次/分，恢复至120次/分以下，开始下一次练习。

（11）高原训练法　该训练可激发机体的补偿机制，发展有氧和无氧耐力。世居海拔1600米以上高原的运动员在系统的高原训练中，再上海拔更高的高原，进行4～6周的系统训练，再回到居住地训练3～4周，下平原参加重大比赛。世居平原的运动员定期上海拔1900～2500米的高原训练4～6周，而后下平原训练3～4周后，参加重大比赛。

（二）无氧耐力锻炼

无氧耐力也称速度耐力，是指机体在氧气供应不足的情况下，能坚持较长时间工作的能力。无氧耐力又分为非乳酸供应无氧耐力和乳酸供应无氧耐力。机体在长时间供应不足的状态下进行工作，会产生"氧债"，无氧耐力的训练目的是要提高机体承受"氧债"的能力，从而提高运动竞技水平。

无氧耐力练习的主要手段和方法以短距离的重复跑、间歇跑为主。如20～80米的加速跑，高抬腿转加速跑、折返跑，还可以通过对抗性球类比赛来提高人体的无氧耐力。

（1）原地间歇高抬腿跑　原地做快速高抬腿练习。如发展非乳酸性无氧耐力，则可做每组5秒、10秒、30秒快速高抬腿练习，做6～8组，间歇2～3分钟。强度为90%～95%。要求越快越好。为发展乳酸性无氧耐力，则可做1分钟练习，或100～150次为一组，6～8组，每组间歇2～4分钟。强度为80%，要求动作规范。也可前支撑做高抬腿跑练习。

（2）高抬腿跑转加速跑　行进间高抬腿跑20米左右转加速跑80米。重复5～8次，间歇2～4分钟。强度为80%～85%。

（3）原地或行进间间歇车轮跑　进行原地或行进间的做车轮跑训练，每组50～70次，6～8组，组间歇2～4分钟。

（4）间歇后蹬跑　行进间做后蹬跑，每组30～40次或60～80米，重复6～8次，间歇2～3分钟。强度为80%。

（5）反复起跑　蹲踞式或站立式起跑30～60米，每组3～4次，重复3～4组，每次间歇1分钟，组间歇3分钟。

（6）反复跑　一般跑的距离为60米、80米、100米、120米、150米等。一般每组3～5次，重复4～6组，组间歇3～5分钟。强度一般的心率控制，如短于专项的距离，练习时心率应达180次/分，间歇恢复至120次/分时，就可以进行下次练习。如发展乳酸耐力，距离要长些，强度小些。

（7）计时跑　可做短于专项距离的重复计时跑或长于专项距离的计时跑。重复次数4～8次，间歇3～5分钟。强度为70%～90%，根据运动员水平及跑距而定，距离短，强度大些。

（8）反复连续跑台阶　在每级高20厘米的楼梯或高50厘米的看台上，连续跑30～40步台阶，每步2级，重复6次，每次间歇5分钟。强度为65%～70%。

进行无氧耐力练习需注意以下事项：

一是强度。一般采用大强度。达到最大吸氧量的90%左右或心率在180次/分以上。

二是练习距离和持续时间。练习距离和持续时间要短，一次负荷的持续时间一般为3～8秒（20～80米的加速跑，8～20米的快速游泳等）。

三是重复练习次数与组数。一般重复练习的次数比组数少些为宜。如重复练习3～4次，重复组数可以达到5～6组。

四是间歇时间。练习的间歇时间要短一些，一般少于1分钟；组与组之间的间隔要相对长一些，一般3～5分钟，但不宜过长，如果间歇时间过长，神经系统的兴奋度会降低，从而影响练习效果。另外，间歇时应做积极性的休息。

（三）有氧、无氧混合耐力训练

（1）反复跑　每组反复跑150米、250米、500米之间距离4～5次。每组练习之间休息约20分钟。要求以预定的时间跑完全程。也可以采用专项的3/4距离进行练习。

（2）间歇快跑　以接近100%强度跑完100米后，接着慢跑1分钟，间歇练习。快慢方式对照组成一组。反复训练10～30组。

（3）短距离重复跑　采用300～600米距离，每次练习强度为80%～90%，进行反复跑。

（4）力竭重复跑　采用专项比赛距离，或稍长距离，以100%强度全力跑若干次。每次之间充分休息。

（5）俄式间歇跑　固定练习中间休息时间，随着训练水平提高逐渐缩短中间休息时间。训练时要求学生在400米练习中，用规定速度跑完100米后，休息20～30秒，如此循环反复训练。

（6）持续接力　以100～200米的全力跑，每组4～5人轮流接力。

第五节　功能性动作训练

一、动作准备训练

动作准备训练是一种适应运动员日常训练和比赛要求而设计的一套系统训练方法，在针对性、个性化等方面有突出的特点。它有热身的性质，但又与传统的准备活动有很大的不同。从功能性训练理论来讲，动作准备训练是一种精心安排的训练模式，也可以成为独立的系统训练构件。动作准备有明确的目的性，既可以用来预防运动损伤，又可以作为重要的训练手段以提高运动员综合运动能力。

动作准备训练是在诊断、了解运动员基本运动能力的基础上，结合训练课和专项的需要而进行的专门设计的系列活动。在设计时具有以下几方面的考虑：①与运动员现阶段的基本运动能力相适应，难度适中。②与本次训练课的内容和目的相吻合，目的性强。③重视建立动作模式和对中枢神经系统的刺激作用。④突出针对性和个体性，针对某种需要和个人需求。因此，动作准备练习利于建立和强化正确的动作模式，有效伸展各环节肌肉，激活人体的本体感受器和神经系统，提高体温和肌肉工作效率。在内容上涵盖了臀部激活（迷你带）、神经激活、动态拉伸和动作技能整合四个练习模块。

（一）臀部激活（迷你带）训练

臀部肌肉位于髋关节后部，是人体中体积最大的单块肌肉，蕴含很大的力量。由于处于核心位置，在身体重心附近，臀部肌肉成为链接下肢和躯干上肢的枢纽，在维持脊柱稳定性方面具有基础性作用。但在运动和训练过程中，臀部肌肉参与运动较少，动作幅度小，往往很难动员，远没有发挥应有的作用。通常下肢的多数动作都在过多地使用股四头肌和腰部肌肉，在反复的运动中，容易造成膝关节和腰背的损伤。因此，在平时的训练中，如何充分激活、动员臀部肌肉，使其主动参与各种动作中，提高多关节联合工作效率，减少错误的代偿性动作，成为重要的训练任务，也是动作准备练习的目的之一。

在臀部激活的动作练习中，要注意保持正确的身体姿势，通过专门的器材（迷你带）给下肢适当的阻力，突出髋关节特别是臀后部肌肉的运动，以充分激活臀部肌肉，使其在动作过程发挥主要作用。

（二）神经激活训练

神经激活训练可以很好地提高运动员神经系统的专注度和参与度，使大脑的反应速度加快，提高中枢神经系统的兴奋性。神经系统兴奋性的提高能够增强运动中枢间的相互协调，使机体在神经系统的控制下，协调、有序、准确地完成动作，为训练和正式比赛做好准备。

进行神经激活训练时，一般以运动基本姿势为起始动作，进行快速反应和快速移动练习，力求在最短的时间内完成尽可能多的动作，或者根据口令进行相应动作练习。这里需要注意的是，针对神经激活的练习并没有标准化的范式，只要能使运动员的神经起到兴奋作用都可以进行练习，比如发展灵敏素质的绳梯练习就很有效果。

（三）动态拉伸

动态拉伸是以动态的方式进行，通常选择4~8个动作，每个动作在拉伸到最大拉伸范围内保持1~2秒，目的是实现对关节和肌肉的拉伸以及提高机体温度。此外，由于提前预演了各种动作，在神经肌肉中留下了痕迹，因此，也有利于减少运动中代偿现象的出现，且提高了动作质量。在动作准备练习过程中，应有顺序地对身体主要肌群进行拉伸，首先对髋部的肌群进行拉伸，其次对多关节进行拉伸。此外，也应根据不同项目、不同水平运动员及主体部分练习的内容，对其相应部分进行专门性拉伸。

（四）动作技能整合训练

传统体能训练中"力量、速度、耐力"等素质的测量是通过量化的形式进行描述，这往往忽视动作本身的内在质量；而功能性训练是从动作的内在本质出发，注重动作模式的建立与练习及动作质量的提高。动作技能整合训练把协调性与灵敏性密切结合，强调在身体整体动力链的参与下，建立起在神经支配下各运动系统之间的联系，使身体各环节有序地组合运动，从而强化正确的动作模式。动作技能整合训练主要适用于一些基本运动能力发展较好的运动员，可以很好地提高动作的经济性和实效性，减少一些不必要的动作代偿现象，同时也可以通过"痕迹效应"为后面的主体训练做好准备，提高训练质量。

二、拉伸训练

拉伸是一种锻炼的形式。当你拉伸时，你在刻意地拉长身体里的软组织结构。拉伸通常集中于肌组织，但是体内其他类型的软组织，如肌腱、韧带、神经和皮肤也可能被拉伸到。进行拉伸锻炼的原因很多，包括放松紧绷的肌肉，恢复受伤后或制动一段时间后的肌肉长度，提高柔韧性，改善外形，作为剧烈锻炼前热身活动的一部分，改善在某些运动中的表现，或者只是因为它让你很舒服。经过谨慎考虑后选择的拉伸运动，可以成为达到你锻炼目标的一种非常有效的方法。

拉伸对身体里的很多不同的组织起作用。拉伸主要针对骨骼肌，但是它可能对韧带、肌腱、疏松结缔组织甚至神经组织也有不同的效果。

刻意的拉伸有许多不同的形式，可以锻炼到全身的所有部位。静态拉伸是最为常见的类型，它们对于加强或改善动作幅度以及帮助放松非常有效。动态拉伸是许多运动或热身锻炼的重要组成部分。其他类型的拉伸主要是被健康专家使用以帮助修复损伤或体育表演的。这些拉伸技巧包括同伴辅助、器械辅助以及那些混合的协同放松技巧和关节或神经活动技巧。

（一）不同类型的拉伸

不同类型的拉伸适用于身体不同部位或不同肌群。当考虑什么类型的拉伸最适合你时，先思考你为什么拉伸，以及你的目标是什么，这也决定了你应该做的拉伸类型。下面为不同种类的拉伸以及为什么它们可能会被使用。

1. 静态拉伸

静态拉伸意味着要保持一个持续的拉伸姿势进行拉伸。可以通过数次相对较短或者较长维持时间做较少次数的静态拉伸。虽然对于二者的效果人们有一些争论，但最近的研究表明，如果总的拉伸时间一样（如6次每次维持10秒或者2次每次维持30秒），那么效果就没有差别。静态拉伸是最普通的拉伸形式，在恢复紧绷的肌肉和受伤后不运动的肌肉长度，放松以及改善牵拉疼痛耐受方面是非常有效的。

静态拉伸需要保持连续的拉伸姿势。它将改善紧绷的肌肉和伤后长久不运动的肌肉长度。

2. 动态拉伸

通常也被称作弹震式伸展，这是最好的拉伸类型，可作为锻炼或体育表演前热身活动的一部分。动态拉伸是否是技术性的拉伸还存有争议，因为它虽然包含动作但并没有维持这些动作。动态拉伸包括从缓慢到中等速度的动作，这些动作针对或类似于接下来的体育运动。此类型的拉伸不是为了拉长肌肉，而是帮助身体和精神对将要进行的运动做好准备，使肌肉活跃起来及增加工作肌肉的血液流动。

动态拉伸主要用于为特定体育运动中的动作准备一块或一组肌肉。它要求以平稳的动作开始和结束拉伸，不需要持续地保持拉伸姿势。

3. 系列塑形法

这种相当少见的牵张有时用于撕裂肌肉或肌腱手术修复之后。该方法使用石膏；或玻璃纤维绷带把目标肌肉维持在一个特定的长度。经一段时间后移除绷带，调节关节到一个不同的角度（因此改变肌肉的长度），再次上绷带，可以根据需要重复多次。例如，肌腱手术后，脚踝可以被固定成足底弯曲130° 保持两周时间，然后改到110° 保持两周时间，之后改到90° 保持两周时间。

系列塑形法是一种可以被用于手术修复后逐渐拉长肌腱的拉伸方法，例如，用于跟腱修复后一系列的不同固定姿势。

4. 同伴辅助拉伸

顾名思义，这种拉伸需要两个人一起做。一个是辅助拉伸者，另一个是被拉伸者。辅助拉伸者帮助他的同伴开始拉伸并保持肢体处于拉伸姿势。当被拉伸者觉得肌肉放松了，他或她可以告诉辅助拉伸者可以拉伸更远，或者他们可以一起做收缩—放松拉伸。

5. 互动式拉伸

互动式拉伸可被用于完成个人难以达到的姿势。当被拉伸者有平衡或稳定问题时，此时需要同伴的帮助。

6. 器械拉伸

器械拉伸（使用器械，如牵引器）一般是用在伤后康复计划中，通常用于拉伸脊柱的肌肉、韧带和关节。它可以帮助受伤的椎间盘、受压的神经或是帮助压缩关节减轻疼痛。

器械拉伸可能会减轻与椎间盘突出或受压关节有关的疼痛。椎间盘突出可能会压到脊神经从而导致相关的腿部疼痛，所以减轻压迫将会缓和神经的压力和相关的疼痛。

7. 神经或关节的动员

定位肌肉的拉伸有一个非常显著的特点，就是针对神经或关节的伸展。当累积的瘢痕组织阻碍神经或关节的自然活动时，这种拉伸通常会成为受伤后或手术后康复计划的一个重要部分。这些拉伸绝不会是静态的，因为为了使神经在神经鞘或关节在关节腔里自由而轻松的活动，需要反复的运动。

8. 偶然的拉伸

偶然的拉伸不是有计划的拉伸；它是一种你可以无论何时何地都可以做的拉伸。许多人每天都做这些拉伸，可能做的时候甚至没有想到它。偶然拉伸的例子就是工作时向后靠在椅子上，向上伸展手臂或者是给你自己一个熊抱。偶然拉伸是非正式的，因此持续很短的时间，对于打破长时间的静态姿势和活动保持了静态姿势很长时间的关节是很好的。

像给自己一个熊抱的偶然拉伸是减轻紧绷肌肉张力的很好方法。这种类型的拉伸可以打破不自然维持的姿势，如当我们用计算机打字时的姿势。

（二）拉伸时的安全

1. 强度

为了有效果，拉伸的强度需要达到一定的水平，但是要避免可能导致受伤或降低效果的过度拉伸。最近的研究表明，长时间的最大或接近最大拉伸强度的静态拉伸，对与健康相关的运动是有益的，但是很有可能会对运动中所需的力量和能量产生伤害。热身运动一般包含在大强度活力运动和特殊运动后的次于最大强度的有氧运动。静态拉伸应该作为涉及静态拉伸最后姿势的运动的一部分，但是这些都应该是短时间和次最大强度的。

2. 疼痛

通常拉伸时不应该疼痛。轻微的不适可能在意料之中，但是疼痛通常是你应该立即停止拉伸的一个信号。有时，肌肉可能会有疼痛的挛缩，为了减轻这种挛缩甚至是疼痛，拉伸可能是必需的；但是这种拉伸只能在相关专业人士的指导下进行。

脑部许多不同的部位控制着我们对疼痛的感知。疼痛信号经由丘脑传到大脑。疼痛的感觉和定位由大脑皮层记录，而情绪反应则由边缘系统控制。

3. 呼吸

拉伸时保持呼吸，屏住呼吸会降低肌肉和大脑的氧含量，这是最坏的、最不利的情况。保持放松状态的呼吸将帮助你降低肌肉张力以及增加放松或拉长肌肉的效果。在热身活动时，拉伸的目的之一就是增加工作肌肉的氧含量，所以维持稳定的呼吸是十分重要的。

4. 头晕

某些拉伸，特别是颈部拉伸，可能会影响到大脑供应血液和氧气的血管。拉伸时头晕有可能非常危险，应当尽量避免。如果你在拉伸时出现头晕，应尽快咨询健康专业人员。

5. 平衡

一些拉伸可能会要求以困难的姿势站立。如果你担心失去平衡，拉伸时需确保在你可触及的范围内有东西可以扶持。记住：对于静态拉伸，目标肌肉保持持续的拉伸姿势是很关键的。如果你蹦跳着想要保持平衡，拉伸将不再有任何作用。

平衡对身体空间位置敏感的特殊器官，包括位于内耳的半规管及含有微小纤毛结构的斑。位置的改变刺激了纤毛，毛细胞将神经信号经前庭神经传到大脑。大脑将这些信息整合以维持身体平衡。

6. 频率

有证据表明，伤后太频繁的拉伸会导致恢复运动后受伤的频率更高。对希腊足球运动员的一项研究发现，那些一天拉伸多于两次的人受伤的频率更高。

似乎太频繁的拉伸会让人产生一种急性肌肉紧张恢复的错觉，以至于当肌肉恢复了长度但是没有恢复力量时就鼓励足球运动员返回运动场。

伤后的拉伸，应该在健康专业人士或受过训练的运动顾问的监督下进行。太频繁的拉伸可能增加受伤的风险。

三、快速伸缩复合训练

快速伸缩复合训练（超等长）是指能够使肌肉在最短时间内发挥最大力量的练习。主要通过预先拉长肌肉、反向运动、助力运动等方式，利用肌肉和肌腱的弹性势能以及牵张反射，实现更加快速有力的向心运动。快速伸缩复合训练被视为专项运动的基础，通过提高产生力的速度来增加爆发力；通过提高储存和释放弹性势能来增强反应力量；通过增加关节和身体连接处的力量，减少能量泄露和增加力量的传递效率。快速伸缩复合训练可以通过提高这些要素来促进专项运动能力的提高。

从国外文献研究的结果来看，快速伸缩复合训练还对运动员的灵敏性、跑动的经济性以及核心稳定性等竞技运动能力有着较好的促进作用。此外，研究还表明，适宜的快速伸缩复合训练可以提高肌肉在一定负荷内拉伸的能力，提高反应速度、快速变向能力和减少运动时能量的消耗，从而有助于减低运动损伤出现的概率。

按照身体部位的不同可将快速伸缩复合训练分为上肢训练、下肢训练和躯干训练，例如，头顶上扔药球是属于上肢快速伸缩复合训练，单腿跳箱是属于下肢快速伸缩复合训练，俄罗斯旋转抛接药球是躯干的快速伸缩复合训练。在三种训练中，下肢的快速伸缩复合训练是最普遍的，几乎适合所有运动项目。

四、力量与爆发力训练

（一）力量

简单地说，力量可以定义为"对抗阻力施加最大力量的能力"（哈维·牛顿《运动爆发力提升》）。

力量发展可以分为两类：绝对力量和相对力量。绝对力量不用担心身体体积（body size）。例如，美式足球的边锋、英式橄榄球的前锋、最重量级拳击手和相扑选手都不用担心自己的体重，他们只需要尽可能地变得强壮。然而，相对力量则要考虑体重因素。例如，按体重分级别的拳击手、举重运动员、耐力运动员或冰上舞者（多余的重量会消耗更多的能量）则希望在不增大体型或体重的情况下增强力量。因此，相对力量是要求提高与体重相关的力量。明确自己是需要有绝对力量还是相对力量有助于选择训练变量。

牛顿第二运动定律表述为"f=ma"，f是作用力，m是相关的质量，a是质量移动的加速度。虽然在大多数运动中加速度最终比全速（full speed）更重要，但产生加速度所需的力（force）却受到产生这种力所需的力量（strength）的限制。只要进行加速训练，获得的力量越多，质量移动加速度越大。因此，您需要考虑运动所需的加速度，这也会影响需要练习的力量。

那么，您需要多少力量，这要取决于您需要克服的质量。如果您打英式橄榄球、练柔道或摔跤，或者您是奥运会举重运动员，您将需要对抗对手的质量（对手的质量有时远超于您），或者把巨大的负荷举过头，所以需要非常大的力量。如果您是球拍类运动员、高尔夫球手、游泳运动员或足球运动员，对力量的需求就相对少一些。并不是变得越强壮就越能提高运动表现，变得强壮会限制恢复时间或限制在其他更重要的生物运动能力上的时间。例如，泰格·伍兹就不需要像奥运会举重运动员那样打高尔夫球，他只需要开好一个高尔夫球就好。并没有太多的科学理论来表明一个人需要多强壮，但是有一些关于特定运动的力量要求的统计数据可用。然而，每个人都是不同的，做个人的生物运动能力分析可很好地指明您要把多少精力放在力量提升上。

要增强力量需要仔细选择训练变量。如果您是一名耐力型运动员，肌肉耐力的增强在特定运动环境中会得到更好的发展，而在健身房里做力量训练最好。本节中选择的大部分力量练习可以被认为是增强最大力量的"传统"练习。要注意，您需要考虑对于您所从事的运动，哪些原始模式运动是必需的，从哪个姿势进行。例如，综合格斗选手（mixed martial artist）、摔跤手或橄榄球运动员需要在地板上推开对手，所以长椅卧推将会给实际运动带来一定效果。引体向上则对需要"拉"的运动模式（如攀岩、游泳）是个非常好的训练，因为这些运动需要闭合链的拉的动作。如果您需要开放链下的拉的模式，可采用适当负荷下的拉绳练习。

（二）爆发力

爆发力（功率）=工作量（功）（质量×距离）+时间。简而言之，爆发力就是快速移动物体的能力。力的速度曲线是在力量和体能训练领域经常讨论的问题，它强化了最大力与最大速度的反比关系。这很容易理解，表示当您拉起最大重量时，运动的速度会非常慢；相反，如果您以最大速度移动，负荷一定是最小的。因此，为了提高爆发力，您一定不能仅仅提高力量，还必须进行快速的力量训练。一位强壮但行动迟缓的运动员和一位无力但快速的运动员，他们无论谁都不能产生很大的力量，尤其是在负重情况下。

还有一些术语，如速度力量（speed strength，在高速下产生的力）或爆发性力量（explosive strength，在最短时间内施加最大力的能力）经常被使用，这些术语真正用来定义爆发力时可能有点令人困惑。

1. 最大肌力训练——弓步（杠铃前弓步/颈后负重前弓步）

（1）起始姿势
- 从深蹲架或力量架上扛起杠铃。杠铃杆放在斜方肌上束上第7颈椎的下方。
- 缓慢小心地向后退3~4步，离开力量架。双脚分开站立，与肩等宽。

（2）基本描述
- 吸气，轻轻收腹。
- 向前迈一大步，然后有控制地降低重心。
- 双膝弯曲，直到后侧膝关节距地面约2.5厘米（1英寸）。
- 保持大部分体重在前侧上。
- 弓步到最低点后，前侧脚脚跟压向地面，使身体直接向上回到初始位置。张嘴（噘嘴）呼气，完成最具挑战性的身体上升的动作。

（3）正确技术提示
- 保持躯干竖直向上，轻轻后缩肩胛骨，双眼平视前方。
- 身体升降时，始终保持前侧膝关节对准第二个脚趾。避免脚、踝或膝关节向身体中线移动。
- 保持重心在前侧脚的中后部。

2. 最大肌力训练——深蹲［杠铃（颈）后蹲（背蹲）］

（1）结束姿势
- 蹲到最低点后，两个脚跟压向地面把身体向上推起来。
- 呼气，完成最具挑战性的身体上升阶段。

（2）基本描述

- 从深蹲架或力量架上扛起杠铃。杠铃杆放在斜方肌上束上第7颈椎的下方。
- 缓慢小心地向后退2~3小步，离开力量架。
- 站立，躯干挺直，双眼平视前方。
- 双脚分开与肩等宽，或略比肩宽，可以外旋最多30°。
- 吸气，轻轻收腹。
- 身体向下移动进行深蹲（像坐进椅子里一样），在保持下背没有弓起（屈曲）的前提下尽可能向下。

（3）正确技术提示

- 保持躯干挺直，双眼平视前方。
- 保持每个膝关节都朝向同侧第二个脚趾。

3. 最大肌力训练——屈蹲（硬拉）

（1）起始姿势

- 身体呈屈膝屈髋姿势，双脚分开与肩等宽，杠铃置于身体前方。
- 双手抓握杠铃杆的距离宽于双腿外侧，保持脊柱挺直，躯干朝前。

（2）基本描述

- 吸气，轻轻收腹。
- 双脚压向地板，启动身体向上的动作。
- 张嘴（噘嘴）呼气。完成最具挑战性的拉的动作。保持屈体的角度不变，直到杠铃越过膝关节。
- 上拉过程中尽可能让杠铃杆靠近身体。
- 杠铃一越过膝关节。就把髋部向前推直到身体竖直站立。始终保持手臂伸直。
- 完成上拉后在最高点保持收腹并吸气，屈髋，下放杠铃，尽量保持杠铃杆靠近身体，直到杠铃杆到达膝关节的高度，再屈膝把杠铃放回地面。
- 呼气，通过最具挑战性的升降动作阶段。

（3）正确技术提示

- 确保腰椎没有屈曲。如果需要，可以在腰椎上贴运动胶带，以便于知道脊柱是否屈曲。

- 保持躯干挺直，轻轻后缩肩胛骨。
- 双眼平视，与地面平行。

4.最大肌力训练——拉（引体向上）

（1）起始姿势
- 用宽距旋前握姿或窄距旋后握姿悬挂于引体向上横杠上。

（2）基本描述
- 吸气，轻轻收腹，然后把身体向上拉直到下颌越过横杠。
- 张嘴（噘嘴）呼气，完成最具挑战性的上拉的阶段。
- 保持收腹，吸气，并有控制地让身体下降到起始姿势。

（3）正确技术提示
- 保持躯干垂直于地面。

5.最大肌力训练——推（长凳卧推杠铃）

（1）起始姿势
- 躺在卧推长凳上。
- 双手抓握杠铃，双手到杠铃杆中心距离相等。
- 双脚平放在地板上，脊柱保持中立位。

（2）基本描述
- 把杠铃杆从架子上举起，上半身要有足够的张力稳定住杠铃杆的重量。轻轻收腹。
- 把杠铃向胸部下落。同时吸气。杠铃下降的距离因肩膀的灵活度不同而有差异。
- 肩膀越灵活，可以放得越低。并不强制性地要求一定放低至胸口，因为这样可能会给有些人带来伤害。
- 一旦已经尽所能安全地放低横杆，用爆发力把杠铃杆推向天花板，推回到起始姿势。在最具挑战性的推的阶段（上升阶段）呼气。

（3）正确技术提示
- 保持脊柱中立位。

●杠铃下落过程中，在感到肩膀前部有紧张感的高度停下杠铃杆，或在感到肩胛骨在运动受限时停下杠铃杆，不要继续向下放。

6.最大肌力训练——扭转（上勾拳深蹲）

（1）起始姿势

●站姿，背向钢索训练器。用靠近器械侧的手抓住绳索把手，另一只手放在此手上。

●向下呈半蹲状，绳索拉向近侧的髋部。

（2）基本描述

●吸气，轻轻收股。

●身体向上推起成站姿，同时把躯干向远离绳索方向旋转，并把绳索拉到对侧肩膀处（像打出一记上勾拳）。

●张嘴呼气，完成最具挑战性的拉的动作。

●从上述的高位返回到起始姿势，同时吸气，保持完成。

（3）正确技术提示

●保持躯干竖直，双眼直视前方。

●手肘弯曲约90°保持绳索紧靠躯干。

7.爆发力训练——弓步（弓步跳加旋转）

（1）起始姿势

●以弓步姿势开始，躯干竖直，在身体一侧抱一个实心球（重量约为体重的5%）。

（2）基本描述

●跳得越高越好，在空中交换双腿位置。把实心球从起始姿势举起，在落地时把球放到对侧膝关节外侧。

●以另一条腿在前的弓步姿势落地。落地后立刻向上跳，越快越好，这是为了跳得尽可能高。

（3）正确技术提示

●保持躯干竖直，以确保在落地和上跳时膝关节对准同侧第二脚趾。需要的话可以张嘴呼吸。

8.爆发力训练——深蹲（跳蹲）

（1）起始姿势
- 竖直站姿，双脚分开约与髋等宽。
- 如果需要，可以在胸前抱一个实心球（重量约为体重的10%）。

（2）基本描述
- 身体下降成半蹲姿势，然后双脚蹬离地面，用力向上向远处跳，越远越好。
- 落地，停留时间越短越好。
- 是否用手臂来帮助身体向上跳取决于它是否对运动发挥作用。

（3）正确技术提示
- 确保实现了髋、膝、踝（跖屈）3处关节的伸展。
- 在完成后续的跳蹲之前，不要完全蹲

9.爆发力训练——前屈（高翻）

（1）起始姿势
- 屈膝前倾姿势开始，双脚分开与肩同宽，身前放一杠铃。
- 在宽于双腿的外侧抓握杠铃杆，保持脊柱挺直，躯干朝前。

（2）基本描述
- 吸气，收腹。
- 双脚蹬向地板以启动身体向上的动作。张嘴呼气以完成最具挑战性的上拉动作。在杠铃越过膝关节之前，躯干角度不变。
- 当做上拉动作时，保持重物尽可能地靠近身体。
- 一旦重物越过膝关节，髋部向前推，实现腕、膝、踝3处关节的伸展。用爆发力把杠铃杆向上拉。当杠铃杆到达下胸部时，屈肘向上翻握（eagle grip），横杆于肩上方，身体位于横杆下。
- 把杠铃放回到地面，过程中始终保持它靠近身体。

（3）正确技术提示
- 确保腰椎没有屈曲。如果需要，可以在腰椎上贴运动胶带，便于知道脊柱是否屈曲。

- 保持躯干竖直，轻轻内收肩胛骨。
- 保持双眼平视。

10.爆发力训练——拉（反拉杠铃）

（1）结束姿势
- 将身体拉向杠铃杆后，迅速回到起始姿势，但要有控制地下落。

（2）基本描述
- 仰卧在深蹲架的杠铃下，一只手抓住杠铃杆。
- 吸气，轻轻收腹。
- 用爆发力把身体向上拉向杠铃杆，另一只手向上伸，直到另一侧肩膀几乎碰到杠铃杆。

（3）正确技术提示
- 轻轻收腹。

11.爆发力训练——上推（挺举/站姿急推）

（1）起始姿势
- 竖直站立，杠铃（也可以用哑铃）放在双肩上。

（2）基本描述
- 吸气，轻轻收腹。
- 身体向下呈半蹲状，用爆发力伸展髋、膝、踝3处关节，身体向上站起，同时把杠铃举过头。当杠铃过头时，身体迅速向下成稳固的弓步或半蹲姿势，位于杠铃下。
- 慢慢将杠铃放回到胸前肩膀处。

（3）正确技术提示
- 杠铃过头后一定要锁定手肘，不要过伸。
- 当身体下降时，确保膝关节对准同侧第二脚趾。

12. 爆发力训练——扭转（实心球侧投）

（1）起始姿势

●侧对着坚固的墙站立，双手抱一个实心球（重量为体重的5%～10%）。70%的体重放在远离墙端的支撑腿上。双臂近乎伸直，把实心球抱在远离墙面的膝关节边。

（2）基本描述

●吸气，轻轻收腹。

●远离墙的脚向下蹬踩，推动身体重心朝向墙。旋转躯干，用最大的力将实心球投向墙壁。

●当球从墙面反弹后，接住球，同时身体转回到起始姿势。

●回到起始姿势后立即进行下一次投掷。

（3）正确技术提示

●保持躯干竖直，目光随着实心球移动。

●保持手肘微屈。

●身体重心移向侧面，旋转躯干，然后投球放手，靠双臂展示扭转的动作。

五、动作技能训练

在功能性训练体系中，动作技能是一种综合性练习，包括传统意义上的灵敏、协调性训练内容。灵敏与协调密切相关并对速度素质有很大的影响。从功能性训练理论的视角看，运动动作的熟练性和准确性是持续提高运动员竞技能力的两大基本目标，二者有紧密的联系。动作技能训练不仅重视运动项目的共性特点，也重视运动项目之间的相互差异，关注运动员的个体需求，有针对性地发展运动员所需的技术效率和动作功率。在传统的观点中，往往容易把竞技能力的各种要素分割对待，把灵敏与速度区别开来，认为速度就是快速反应、快速动作、快速位移的能力，而灵敏就是在快速移动中完成急起、急停、变速、变向的能力。动作技能训练则重视各种竞技能力构成因素的整合，把力量、速度、灵敏、协调包括耐力看成是有机的整体，用完整、系统的观点看待动作。不仅重视单一的动作质量，也关注多方向、多关节、连续性的动作质量及其持久性。

　　动作技能练习通常要注意以下几个方面：①在运动过程中加强对身体位置的有效控制。②在技术正确的基础上快速完成动作，并在持续的运动中保持动作质量。③强调人体运动过程中各环节加速—减速的耦合能力。④注重神经支配之下肌肉离心—向心收缩的耦合能力。⑤注意多方向、多维度的移动和动作训练，增加技能储备。

　　例如，根据移动方向，动作技能训练可分为纵向（前—后）、横向（左—右）、多向（旋转）等。不同运动项目的运动员有各自习惯的运动方向和运动方式，田径运动员习惯做向正前方加速的纵向动作技能练习，而篮球、羽毛球运动员对纵向、横向、多向的步法移动都有极高的要求。这就要求在训练中，要结合专项需要进行多样化的动作技能训练。

参考文献

［1］图利亚·罗马拉（Tuulia Luomala），米卡·皮尔曼 （Mika Pihlman）. 筋膜手法实用指南［M］. 李思雨，等，译. 北京：北京科学技术出版社，2019.

［2］埃尔曼，戈登，维西奇. 慢性疾病运动康复［M］. 3版. 刘洵，译. 北京：人民军医出版社，2015.

［3］苏珊·阿德勒，多米尼克·贝克斯，马斯·巴克. 实用PNF治疗 本体感觉神经肌肉促进技术 图解指南［M］. 4版. 刘钦刚，译. 北京：华夏出版社，2018.

［4］Luigi Stecco. 筋膜手法治疗肌肉骨骼疼痛［M］. 关玲，译. 北京：人民卫生出版社，2018.

［5］里昂·蔡托（Leon Chaitow）. 筋膜功能障碍与手法［M］. 李哲，译. 北京：科学技术文献出版社，2020.

［6］常华，张琦副. 物理疗法学［M］. 北京：求真出版社，2010.

［7］陈德明. 慢性疾病运动疗法［M］. 哈尔滨：黑龙江大学出版社，2012.

［8］陈建. 运动康复技术学［M］. 北京：北京体育大学出版社，2015.

［9］陈景藻. 康复医学［M］. 北京：高等教育出版社，2001.

［10］陈军. 运动康复［M］. 厦门：厦门大学出版社，2016.

［11］陈立典. 康复护理学［M］. 北京：中国中医药出版社，2016.

［12］陈颖瑜，王会娟. 运动、营养与康复教程［M］. 北京：北京邮电大学出版社，2017.

［13］高云秋. 图解百病运动疗法［M］. 6版. 福州：福建科学技术出版社，2001.

［14］何文革. 体育训练与康复研［M］. 石家庄：河北人民出版社，2018.

［15］侯晓晖，王坤. 水中运动疗法手册［M］. 北京：华夏出版社，2017.

［16］黄力平，张钧. 体育康复［M］. 北京：高等教育出版社，2006.

［17］黄茂武. 体育保健与康复［M］. 北京：中国农业出版社，2001.

［18］霍明，陈立嘉. 康复治疗技术 神经肌肉关节促进法［M］. 北京：人民军医出版社，2009.

［19］纪树荣.运动疗法技术学［M］.北京：华夏出版社，2011.

［20］黎敬波，马力.运动疗法［M］.长沙：湖南科学技术出版社，2000.

［21］李开勤.常见病运动疗法［M］.北京：金盾出版社，2003.

［22］李雪斌，李雪萍，孟兆祥，等.“十三五”规划教材　康复医学［M］.2版.南京：江苏科学技术出版社，2018.

［23］李贻能.康复医学概论［M］.北京：高等教育出版社，2009.

［24］刘瑞峰，夏云建，齐家玉.实用体育康复［M］.武汉：华中师范大学出版社，2008.

［25］刘越.实用康复治疗与操作技巧［M］.开封：河南大学出版社，2020.

［26］马金，陈庆亮，黄先平.运动治疗技术［M］.武汉：华中科技大学出版社，2013.

［27］邱丹.体育锻炼与慢性病防控［M］.长春：吉林大学出版社，2020.

［28］任建生.常见病康复体育运动处方［M］.武汉：武汉出版社，2000.

［29］荣湘江，孙绪生，杨霞.体育康复运动处方　医务监督［M］.桂林：广西师范大学出版社，2000.

［30］阮凌.体育保健与康复系统的建立与应用研究［M］.北京：中国原子能出版社，2018.

［31］宋乃光.传统运动疗法［M］.北京：中国中医药出版社，2001.

［32］王广兰，王亚宁.最佳运动疗法［M］.长沙：湖南文艺出版社，2000.

［33］王磊，赵威，车琳.呵护您的心冠心病患者运动康复指南［M］.南京：东南大学出版社，2015.

［34］王雪松.康复治疗理论与实践［M］.北京：科学技术文献出版社，2020.

［35］王野，吕晓东.中医康复师技能手册［M］.沈阳：辽宁科学技术出版社，2018.

［36］魏鹏绪.脑性瘫痪的康复治疗技术［M］.北京：中国医药科技出版社，2019.

［37］项汉平.传统体育与康复［M］.武汉：湖北人民出版社，2016.

［38］徐军，张继荣，戴慧寒.实用运动疗法技术手册［M］.北京：人民军医出版社，2006.

［39］杨坚，李擎，朱福.脑卒中合并冠心病运动康复［M］.上海：复旦大学出版社，2019.

［40］杨亚琴.运动康复［M］.北京：东方出版社，1999.

［41］游国鹏.运动康复干预研究［M］.北京：中国商务出版社，2018.

［42］于兑生，恽晓平.运动疗法与作业疗法［M］.北京：华夏出版社，2002.

［43］韵缇，语绘.运动康复不求人［M］.贵阳：贵州科技出版社，2019.

［44］张绍岚，王翔.运动治疗技术［M］.郑州：河南科学技术出版社，2014.

［45］张绍岚.物理治疗学［M］.上海：复旦大学出版社，2009.

［46］赵琦.体能训练理论与方法［M］.南京：东南大学出版社，2017.

［47］周多奇.体育康复训练概论［M］.青岛：中国海洋大学出版社，2018.

［48］周建伟.体育保健康复的理论与实践［M］.北京：北京理工大学出版
社，2017.

［49］周同，王于领.运动疗法［M］.广州：中山大学出版社，2017.

［50］卓大宏.中国康复医学［M］.2版.北京：华夏出版社，2003.

［51］卓大宏.中国康复医学［M］.北京：华夏出版社，1990.

［52］邹克扬，贾敏.体育康复［M］.北京：北京师范大学出版社，2011.